Cirurgia bariátrica e para o diabetes

CIP-BRASIL. CATALOGAÇÃO NA PUBLICAÇÃO
SINDICATO NACIONAL DOS EDITORES DE LIVROS, RJ

G363c

Giansante, Marcos
  Cirurgia bariátrica e para o diabetes : um guia completo / Marcos Giansante. – São Paulo : MG Editores, 2018.
  152 p. : il.

  Apêndice
  ISBN 978-85-7255-131-1

  1. Cirurgia bariátrica. 2. Estômago – Cirurgia. I. Título.

18-48054
CDD: 617.43
CDU: 611.3

Leandra Felix da Cruz – Bibliotecária – CRB-7/6135

www.mgeditores.com.br

Compre em lugar de fotocopiar.
Cada real que você dá por um livro recompensa seus autores
e os convida a produzir mais sobre o tema;
incentiva seus editores a encomendar, traduzir e publicar
outras obras sobre o assunto;
e paga aos livreiros por estocar e levar até você livros
para a sua informação e o seu entretenimento.
Cada real que você dá pela fotocópia não autorizada de um livro
financia o crime e ajuda a matar a produção intelectual de seu país.

Marcos Giansante

Cirurgia bariátrica e para o diabetes

Um guia completo

MG EDITORES

CIRURGIA BARIÁTRICA E PARA O DIABETES
Um guia completo
Copyright © 2018 by Marcos Giansante
Direitos desta edição reservados por Summus Editorial

Editora executiva: **Soraia Bini Cury**
Assistente editorial: **Michelle Neris**
Capa: **Alberto Mateus**
Projeto gráfico e diagramação: **Crayon Editorial**
Impressão: **Sumago Gráfica Editorial**

Esta obra teve por base o livro O obeso e a cirurgia bariátrica.
Mudanças e atualizações foram inseridas nesta edição.

Este livro não pretende substituir qualquer tratamento médico.
Quando houver necessidade, procure a orientação
de um profissional especializado.

MG Editores
Departamento editorial
Rua Itapicuru, 613 – 7º andar
05006-000 – São Paulo – SP
Fone: (11) 3872-3322
Fax: (11) 3872-7476
http://www.mgeditores.com.br
e-mail: mg@mgeditores.com.br

Atendimento ao consumidor
Summus Editorial
Fone: (11) 3865-9890

Vendas por atacado
Fone: (11) 3873-8638
Fax: (11) 3872-7476
e-mail: vendas@summus.com.br

Impresso no Brasil

A Liza Hui, que doou infinita parte
da sua breve vida à medicina.

A todos os pacientes: os que são
obesos e os que podem se tornar.

Sumário

Prefácio 11

Introdução 13

CAPÍTULO I · **ANA** 15

CAPÍTULO II · **O PAPEL DA CIRURGIA BARIÁTRICA** 19

CAPÍTULO III · **GENÉTICA, METABOLISMO E OUTRAS HISTÓRIAS** 25

Indivíduos diferentes com metabolismos diferentes 28

CAPÍTULO IV · **PERFIL EMOCIONAL** 33

CAPÍTULO V · **A OBESIDADE COMO DOENÇA** 39

Início da doença 41

Mas será que tenho mesmo a doença? 42

CAPÍTULO VI · **O QUE ESPERAR DA EVOLUÇÃO NATURAL DA DOENÇA OBESIDADE** 45

Os ossos e as articulações 46

O fígado 48

O pulmão 49

O coração 50

O pescoço e as vias respiratórias 51

Associação entre câncer e obesidade 52

CAPÍTULO VII · **A CIRURGIA** 55
Bypass gástrico (ou gastrectomia vertical em Y de Roux
   ou cirurgia de Fobi-Capella) 58
Bypass duodenal 69
Gastrectomia em *sleeve*, ou gastrectomia em manga 70
Banda gástrica 73
Balão gástrico 76
Outras técnicas 78

CAPÍTULO VIII · **INDICAÇÃO DA CIRURGIA** 81
Cálculo do IMC 82

CAPÍTULO IX · **O DIABETES COMO DOENÇA E A CIRURGIA
METABÓLICA PARA O SEU CONTROLE** 91
Obesidade periférica e central 92

CAPÍTULO X · **COMO É A VIDA DO DOENTE OPERADO** 99

CAPÍTULO XI · **ALGUNS COMENTÁRIOS** 107
Regra 90/10 112
Importância da carne e os vegetarianos 114
Álcool 115
Dumping 116
Gestação após a cirurgia bariátrica 118
Doenças especiais 119
Quanto vou emagrecer? 120
Do outro lado também existem obstáculos a ser superados . . 122

CAPÍTULO XII · **ALGUMAS HISTÓRIAS** 127
Preconceito I 128
Preconceito II 129
Mãe 130

Experiência feminina 131
Quase tragédia 133
O difícil momento de comprar roupas 134
Troféu na mão 135
Emoção 135

CAPÍTULO XIII · **DECISÃO TOMADA: COMO SE PREPARAR PARA A CIRURGIA?** 137

CAPÍTULO XIV · **HOMENAGEM** 141

Apêndice – Obesidade e atividade física 145

Prefácio

ATRIBUI-SE A MICHELANGELO a citação: "Não faço esculturas, na verdade, elas sempre estiveram lá. Eu apenas retiro os excessos".

A cirurgia bariátrica é uma intervenção símile, retira os excessos, dá lugar a novas formas, abrindo possibilidade para outros arranjos, envolvendo físico, afetos e sexualidade. A obesidade não é uma escolha: ninguém a faria. Há uma grande perda de saúde, podendo redundar em imobilidade, isolamento e solidão.

"Mens sana in corpore sano" ("uma mente sã num corpo são") é uma famosa citação latina do poeta romano Décimo Júnio Juvenal.

Mente e corpo compõem uma unidade. Trazendo para o nosso contexto, alguém submetido a uma cirurgia bariátrica sofre uma profunda transformação envolvendo o físico, mais facilmente observável, e toda uma gama de alterações na maneira de trafegar pelo mundo.

O Marcos, cirurgião habilidoso e de grande sensibilidade humana, munido de seu cinzel, esculpe caminhos de esperança, quiçá de salvação àqueles que o procuram e almejam transformar sua existência, às vezes interrompida, em perspectivas de liberdade.

ALEXANDRE HORTA E SILVA
Médico psiquiatra, psicanalista da Sociedade Brasileira
de Psicanálise de São Paulo (SBPSP)

Introdução

A CONVIVÊNCIA COM o paciente obeso é, ao mesmo tempo, uma experiência envolvente e tensa, que foi capaz de reformular vários aspectos de minha vida. Confesso, não imaginava que as pessoas portadoras dessa doença tivessem tanta coisa a me ensinar e que eu tivesse tão pouco a oferecer em troca. Este livro é uma exposição das bases dessa experiência, incluindo o tratamento cirúrgico da obesidade. Vários fragmentos desse convívio foram transpostos para este livro na forma de pequenos relatos, sendo a identidade dos pacientes preservada por nomes fictícios.

A ciência é uma das bases de minha profissão. Adquiriu com o tempo uma aura de poder e autossuficiência, mas, no fundo, é apenas mais uma criação do homem, portanto procura atender a todos os seus interesses, incluindo os melhores e os piores. Confesso que ao escrever este livro coloquei a ciência um pouco de lado e procurei dar mais espaço para aquilo que penso, analiso e sinto. Não o encarem como obra científica. É apenas um livro.

Este trabalho foi desenvolvido durante os 15 anos em que o dr. Rogério Mattar, dr. Marcelo Bianchin e eu construímos e mantivemos a Clínica DB Saúde. A história foi vivenciada com igual intensidade pelos três. Eu fui apenas aquele que se atreveu a transcrevê-la.

Ana

Capítulo 1

Ana

ROTINA NORMAL DE atendimento. Dirijo-me calmamente até a sala de espera e pronuncio o nome da próxima paciente. Rapidamente uma jovem senhora levanta-se do sofá e caminha sorrindo em minha direção. Pele morena em tom cacau, rosto arredondado e com traços muito delicados. O sorriso é uma mistura de alegria e ansiedade. Quando ela vem em minha direção, consigo observar um corpo com perfil bem feminino e insinuante, embora nitidamente infiltrado pelo excesso de gordura. Apertamo-nos as mãos e trocamos algumas palavras enquanto caminhamos juntos pelo pequeno trajeto de mais ou menos vinte passos do corredor até o local da consulta. Já em minha sala, sentada à minha frente, ela termina de ajeitar os detalhes de posicionamento das pernas e do vestido. Aguardo que ela me olhe e, com muito carinho, faço a mesma pergunta com a qual venho iniciando meus atendimentos nos últimos quase vinte anos: "E então, Ana... O que está acontecendo com você?"

Reconheço que a pergunta muitas vezes parece um pouco cínica. Minha tarefa diária nos últimos anos tem sido atender pacientes candidatos à cirurgia de obesidade, e só de observar o perfil da pessoa à minha frente quase posso ter certeza de que esse é o motivo pelo qual fui procurado por ela. Também sei que provavelmente fui indicado por alguma das pacientes que já operei. Mas isso não importa. O objetivo da pergunta dissimulada é justamente tentar diluir um pouco a pressão à qual o obeso é submetido diariamente e mostrar àquela senhora que é uma paciente como outra qualquer e que pode estar envolvida em uma série de outros problemas de saúde que não o peso. A resposta dos pacientes para minha pergunta inicial, com pequenas variações, é quase sempre a mesma, e Ana segue o padrão. Desviou um pouco o olhar e com um meio sorriso respondeu, apontando para o próprio corpo: "Acho que dá para perceber que o meu problema é o peso..." A resposta demonstra que minha preocupação tem fundamento. A maioria dos obesos se sente pressionada o tempo todo pelo que imagina ser a denúncia do formato de seu próprio corpo. Alguns se sentem notados e desconfortáveis a todo instante. Alguns relatam sentir que sua obesidade incomoda as outras pessoas.

A consulta prosseguiu, o histórico médico foi sendo construído, acompanhado do perfil emocional e social. Ana é uma profissional liberal bem-sucedida, tem 37 anos e é obesa desde a adolescência. Definitivamente é uma mulher bonita e atraente. Apesar disso, disse não ser casada, não ter filhos e que namora a mesma pessoa há nove anos. Apenas para continuar a conversa, perguntei, de forma muito inocente, se após esse tempo de namoro existe uma programação de casamento. Comentário infeliz o meu! Ana olhou nos meus olhos... O sorriso desapareceu, os olhos marejaram e ela começou a chorar. "Parabéns!", pensei. Mais uma vez consegui falar uma grande bobagem... Alguns segundos se passaram e hesitei entre me desculpar e me atirar pela janela. Nem um, nem outro. Ana se recompôs, desculpou-se pelo descontrole e, passada a crise, me fez um breve relato de sua vida.

"O que eu lhe contarei agora nunca tive coragem de contar a ninguém, muito menos ao meu namorado. Quero muito me casar com ele, e ele insiste muito para que isso aconteça. Mas eu invento mil desculpas do tipo 'ainda não estou preparada', 'não sei se é isso mesmo que eu quero', 'o momento profissional não é propício'... A verdade é que eu sonho com o casamento desde a infância, e nesses sonhos estou sempre sorridente, com um vestido branco justo marcando a cintura, enfim, estou magra. A realidade tem sido muito diferente. Em todas as minhas tentativas de me arrumar com traje social para uma festa qualquer, o máximo que consigo observar no espelho é uma caricatura do que me imagino. O fantasma dessa figura de noiva obesa no altar me assombra há muitos anos e vem me fazendo postergar, ano após ano, o sonho de casar..."

O paciente obeso possui uma estranha capacidade de me emocionar. Nesse caso específico, a história do casamento em si não é o núcleo da questão, mas sim a solidão com que Ana enfrenta ao longo dos anos a angústia de seu fracasso contra a doença. Essa é a solidão do obeso. É uma solidão diferente, que gela a alma e mantém um aperto no peito dia após dia...

O papel da cirurgia bariátrica

Capítulo II

A QUESTÃO MAIS relevante nessa discussão é saber por que é tão difícil tratar a obesidade. Sabemos que é uma doença crônica que, uma vez desencadeada, permanece com o paciente pelo resto da vida. As opções de tratamento disponíveis até bem pouco tempo (como, por exemplo, as fórmulas com remédios para emagrecer) conseguiam ser eficientes, mas por um curto período de tempo (pelo menos em regra). E aí está o ponto de maior divergência. Uma doença de longo prazo sendo tratada por uma ferramenta de curto prazo. Existe uma falta de adaptação do perfil da doença com o perfil do tratamento, e o doente, após um breve período de sucesso, volta a ganhar peso.

E o que mudou com a cirurgia? Por que ela vem conseguindo melhorar um pouco esses resultados?

A explicação é conceitual e simples: a cirurgia é uma ferramenta que pode se manter eficiente em um espaço de tempo maior, ou seja, de médio e longo prazos no tratamento. Aí sim se estabelece um equilíbrio entre o perfil da doença (que é de longo prazo) e o perfil do tratamento (também de longo prazo), e os resultados começam a melhorar.

Mas fiquem muito atentos, porque eu disse que a cirurgia *pode* ser eficiente em médio e longo prazos, mas não é sempre que isso acontece. É tão difícil tratar a obesidade que, mesmo com a cirurgia, um número razoável de pacientes volta a ganhar peso. Todos conhecem ou ouviram falar de uma pessoa que realizou a cirurgia, ficou bem um tempo e depois voltou a engordar. Isso demonstra que o sucesso da cirurgia não é para todos. De novo somos tomados pela curiosidade de também saber por que isso acontece.

A resposta continua conceitual e simples. Estamos diante de uma doença grave que se manifesta com a coexistência de uma série de fatores, os quais conhecemos somente alguns. Consideremos que nunca é um só fator que provoca a obesidade. Se assim fosse, seria mais simples tratá-la, porque corrigindo tal fator isolado teríamos obtido o controle do processo. Costumo mostrar aos pacientes que tratar a obesidade funciona como preencher uma cartela de bingo: quanto maior o número de pontos que você fizer, maior é a chance ganhar o prêmio. Com a obesidade também é assim. Quanto mais fatores que causam a doença você conseguir controlar, mais próximo do sucesso vai estar. Manter o foco na alimentação correta e praticar atividade física são apenas alguns pontos em uma cartela que, muitas vezes, precisa ser preenchida com maior eficiência. O controle de outros fatores como o metabolismo, a ansiedade e a compulsão vai começar a fazer a diferença.

Associar uma ferramenta como a cirurgia possibilitará o controle de fatores relacionados à modulação dos mecanismos de saciedade (comer pouco e já se sentir satisfeito) e rearranjo do perfil hormonal sistêmico, possibilitando uma resposta eficiente no controle metabólico da doença. Vale lembrar que pontos isolados na cartela não trarão resultado efetivo. Mesmo que esses pontos sejam obtidos por meio de uma ferramenta forte como a cirurgia. Acompanhem a história a seguir.

Recebo na clínica a paciente Sílvia, 47 anos, operada por nossa equipe há dois, com bom controle do peso e do diabetes. Mas dessa vez o motivo da visita é outro. Trouxe para uma primeira consulta a filha Paula, de 27 anos, operada de gastroplastia há seis anos e que, após um período de sucesso, vem apresentando ganho progressivo de peso e anemia severa. Inicio a conversa com calma e, entre outras coisas, pergunto como ela tem se alimentado ultimamente. Um pouco surpresa, ela questiona o porquê da pergunta.

Digo que é apenas por curiosidade. Encorajada pela mãe, ela relata o que vem sendo sua dieta básica nos últimos tempos: um pacote de pão (tipo bisnaguinha) com refrigerante. Quem fica surpreso sou eu. Tento dialogar dizendo que não seria interessante que ela se alimentasse assim. Sua expressão, então, passou para uma mistura de indignação e desafio. "Como não posso comer assim? Eu fiz a cirurgia!"

A resposta é representativa de um grupo grande de pessoas que realiza a cirurgia com pouco conhecimento do processo em que estão se inserindo. Paula realmente acreditava no poder isolado da cirurgia de curar sua obesidade, a ponto de achar que não faz diferença o comportamento que tenha ou o tipo de alimento que coma, pois, afinal de contas, ela fez a cirurgia!

Quando realizamos uma cirurgia bariátrica sabemos que esse paciente vai ter uma perda de peso considerável e se manterá bem por dois a três anos. Mas tenho muito cuidado em considerar que isso seja um sucesso. Continua sendo um prazo curto para tratar a obesidade.

Vamos considerar o processo da cirurgia em termos de evolução por grupos específicos. Os doentes de obesidade compõem um grupo imenso. Quando um deles opta por fazer a cirurgia, dá um primeiro passo e cruza uma barreira, passando a fazer parte de um grupo menor (porém ainda muito grande) de pessoas que têm a doença e fizeram a cirurgia. Paula está nesse segundo grupo e imagina que o processo se encerra por aí. Infelizmente não. Estar nesse segundo grupo, ou seja, ter sido operado, tem um significado muito menor do que as pessoas gostariam que tivesse. Significa apenas que você tem a doença e realizou a cirurgia. Ponto-final, simples assim. O passo mais importante será o próximo, que é aquele que fará o paciente transpor mais uma barreira para fazer parte de um grupo ainda mais restrito: o dos pacientes portadores da doença que realizaram a cirurgia e, mais importante de tudo, deram certo e vão permanecer magros e com saúde por longo tempo (talvez o resto da vida).

A obesidade é uma doença grave. É difícil tratá-la sem a cirurgia e continuará difícil com a cirurgia. Se você foi submetido à cirurgia, apenas adquiriu uma ferramenta eficiente para o controle. Paula recebeu uma boa orientação, entendeu melhor o universo no qual está inserida e agora vem dando bons passos para controlar de verdade sua doença. Ela não perdeu a cirurgia, como imaginava, ou teve seu estômago dilatado e voltou a engordar, como repetiu várias vezes decepcionada. Ela apenas não tinha conhecimento suficiente sobre a própria doença e sobre a ferramenta que possui para tratá-la. Espero que a análise criteriosa dos capítulos a seguir represente uma ajuda nesse sentido.

Genética, metabolismo e outras histórias

Capítulo III

Estamos diante de uma doença que é consequência de uma série de fatores. Essa diversidade de causas também faz que tal doença tenha formas de apresentação diferentes, principalmente em sua intensidade. Tomemos como exemplo dois indivíduos com 1,70 m de altura, o primeiro pesando 100 kg e o segundo, 170 kg. Ambos possuem a doença, mas a gravidade desta difere muito, provavelmente porque fatores diferentes se expressam de forma e intensidade também diferentes. É obvio que a evolução dos dois será distinta.

A seguir discutirei alguns fatores que se referem mais a aspectos físicos e metabólicos da doença. O fator emocional será analisado em um capítulo posterior.

Sempre que avaliamos o mecanismo que faz uma pessoa engordar, somos atraídos pela ideia viciosa, porém sedutora, de considerar que o metabolismo é igual para todas as pessoas. Se partirmos desse princípio, o próximo passo será concluir que quem come "certo" fica magro e quem come "errado" fica obeso. É um raciocínio rudimentar, mas que ainda é muito usado para classificar o obeso como aquele que não come direito, não tem força de vontade e faz tudo errado. Ainda com base nesse raciocínio, continuamos insistindo que os melhores métodos para tratar a obesidade são *motivacionais* e direcionados para *reeducação alimentar* e um programa de *atividade física* frequente. Continuamos ano após ano batendo nessa mesma tecla, mas os resultados não aparecem. Atualmente, há um bilhão de adultos com sobrepeso no mundo, sendo que 300 milhões deles são indivíduos com IMC ≥ 30 (vide tabela no Capítulo 8). Já não há mais diferenças por regiões ou classes sociais, como acontecia no passado, em que a doença tendia a se manifestar um pouco mais nas classes altas. No universo infantil o caráter é explosivo. Em 1974, no Brasil, menos de 2% das crianças tinham sobrepeso; em 2009, os números já se aproximavam dos 17%. Sugiro que sejamos mais pragmáticos. A falta de resultados positivos já é indicativa de que devemos reavaliar nossos métodos e reformular nosso discurso. É muito preconceito e pouco resultado.

Podemos aproveitar esse momento para entender melhor nosso corpo e tentar encontrar uma explicação coerente para essa interminável tendência de engordar.

A preocupação do metabolismo, desde o momento em que nossa vida se origina, é com a reserva e a disponibilização de energia para nossa existência. Ele não tem a menor intenção de nos tornar obesos. Nosso código genético é praticamente o mesmo daquele do homem das cavernas. Naquela época o indivíduo acordava pela manhã e iniciava uma jornada difícil em busca de água e alimentos (caça ou vegetais não tóxicos*). No final do dia, se tivesse conseguido sobreviver ao ataque de todos os predadores, à fome e à sede, dormiria para no dia seguinte iniciar mais um ciclo exatamente igual. Permanecer vivo naquele tempo significava para o hominídeo e seus sucessores perambular como nômade por territórios nem sempre tão férteis, como a savana africana, sujeitos a longos períodos de estiagem e com uma oferta de alimentos muito restrita e que exigia muita competência e esforço para obtê-la. O fato é que ter acesso a comida naquele período era um evento pouco provável, e continuar vivo sem comer representava o grande desafio do nosso metabolismo.

---

* A difícil tarefa de diferenciar o que era tóxico do que não era deve ter custado a vida de muitos da espécie.

Assim, nosso código genético se adaptou a essa realidade de armazenar o máximo de energia a partir de um mínimo de oferta de alimento. Acredito que nos dias de hoje ainda tenhamos focos razoáveis de miséria humana, onde as regras de sobrevivência sejam muito semelhantes às que relatei como pertencentes ao período paleolítico*. A persistência dessa miséria ao longo do tempo se dá principalmente pela manutenção (provavelmente genética) de nosso espírito intolerante, guerreiro e mesquinho. Mas, na média geral do mundo civilizado, a oferta de alimentos aumentou bastante, e os métodos para sua obtenção exigem menos esforço físico e agilidade. Na prática podemos considerar que o supermercado e a geladeira costumam permanecer quietos aguardando nossa investida certeira de caçadores implacáveis. No entanto, a interpretação dos fatos ligados à sobrevivência pelo nosso metabolismo se manteve igual, o que faz que este sempre tente acumular o máximo de energia para sobreviver às supostas dificuldades dos próximos dias. Essa reserva de energia é feita na forma de depósitos de gordura.

Indivíduos diferentes com metabolismos diferentes

PROCURO TRABALHAR COM o conceito de que o metabolismo representa uma imensidão de caminhos pelos quais substâncias químicas reagem umas com as outras dentro e fora das

---

* O período paleolítico, também conhecido como Idade da Pedra Lascada, é considerado a era mais extensa da humanidade, abrangendo de 2,7 milhões de anos até 10.000 a.C. (Pré-História).

células, de modo ordenado e coerente, buscando efeitos específicos e eficientes para as funções que nosso corpo desempenha. Um exemplo de uma dessas funções é *pensar*. O ato de pensar não é gratuito. Trata-se do resultado de uma série de reações químicas que ocorrem no cérebro, onde uma substância (A) reage com uma substância (B), ajudadas por uma terceira substância (C) que está lá para gerenciar e facilitar o encadeamento (são as chamadas enzimas), e assim o processo se move.

A gordura participa de um processo semelhante, em que o alimento ingerido e posteriormente desdobrado pela digestão vai percorrer alguns caminhos em nosso metabolismo. Para facilitar o entendimento, vamos dividir esses caminhos em A e B.

Consideremos o *caminho A* uma série de reações químicas ajudadas por enzimas e outros agentes facilitadores, que tem como resultado do percurso o armazenamento de energia na forma de gordura. O *caminho B*, por sua vez, também conta com uma série de outras reações químicas e com outras enzimas e agentes facilitadores, porém conduz a um resultado inverso, ou seja, leva à queima de energia. Para algumas pessoas, o *caminho A* é muito eficiente, repleto de enzimas e condições favoráveis, o que faz que o resultado (armazenar energia) seja obtido com muita facilidade. É como dirigir um carro automático de última geração por uma autoestrada moderna, bem pavimentada e sinalizada. Tudo isso trabalhando a favor de criar depósitos de gordura. Já o *caminho B* é meio emperrado. Faltam enzimas, o caminho é truncado e é muito difícil chegar à queima das calorias. É como andar de carroça em uma pista de terra cheia de buracos. Fica fácil deduzir que esse é o indivíduo que só de olhar para a comida já engorda. Se vivesse na idade da pedra seria um privilegiado, teria muito mais chance de ter uma vida longa e ocupar posição de destaque. Hoje ele tem muita dificuldade com seu peso, sua saúde é frágil e provavelmente vai morrer mais cedo. Mas o oposto também existe, ou seja, um indivíduo em que o *caminho A* para armazenar gordura é emperrado e o *caminho B* para queimar calorias funciona muito bem. É o famoso magro de "ruindade". É como aquela sua cunhada que come muito, engorda pouco e ainda fala mal de você. Hoje ela faz sucesso, mas, se servir de consolo, se ela vivesse na idade da pedra, seria a primeira a morrer pela incapacidade de armazenar energia de modo eficiente.

Talvez esse processo de maior sobrevida para quem armazenava mais gordura tenha desencadeado um ciclo (darwiniano) de seleção natural que explique o perfil epidêmico e explosivo da obesidade hoje. Quem armazenava mais gordura não apenas vivia mais como também se reproduzia com maior intensidade, transmitindo de forma mais eficiente essa característica genética aos seus descendentes. É muito provável que uma grande parte das pessoas de hoje tenha herdado um metabolismo com uma aptidão maior para reservar energia (gordura).

Essa breve história pode representar o mecanismo de evolução da doença obesidade, mas também abre caminhos para outras interpretações. Pode ser analisada em um contexto mais amplo de desenvolvimento, uso e desgaste do nosso planeta, bem como um fator limitador para a evolução da própria espécie humana, que pode estar simplesmente enfraquecendo e caminhando lentamente para próximo do fim de sua existência. As previsões da ciência baseadas na progressão atual mostram que a partir da segunda metade do século XXI (2050) nós teremos mais de 60% de obesos na população geral, ainda somados a uma grande incidência de sobrepeso. Não fica difícil de imaginar que em um futuro não muito distante uma pessoa magra caminhando pelas ruas será capaz de chamar mais atenção que um "ET" chamaria hoje*.

---

* Em: *F as in fat: how obesity threatens America's future*, elaborado pela America's Health (TFAH) e pela Fundação Robert Wood Johnson (RWJF).

Perfil emocional

Capítulo IV

CHEGAMOS AO PONTO em que o guerreiro imbatível Aquiles* cai atingido por uma flecha certeira em seu calcanhar.

Esse talvez seja o ponto mais interessante e difícil relacionado ao tema. Não sou psicólogo e nem psiquiatra. Apenas convivo com o doente obeso há muito tempo. O que descrevo a seguir é fruto dessa possibilidade.

André, 17 anos e 150 kg, senta-se à minha frente, quieto, de cara emburrada, nitidamente desconfortável com a consulta. Tenho quase certeza de que veio a contragosto, empurrado pelos pais. Estes (também obesos mórbidos), sentados um de cada lado, olham para o filho e para mim de modo repetitivo em um movimento quase sincronizado (o que me faz lembrar a plateia em uma partida de tênis). Falam de modo insistente e contínuo, atropelando-se em justificativas e explicações contraditórias para o peso do filho. Nenhuma referência ao próprio peso. No entanto, o sentimento de culpa paira no ar, e de repente surge uma frase que une o argumento do casal. Enquanto a mãe fala, o pai faz uma pose séria e compenetrada, concordando solenemente com movimentos assertivos da cabeça. "O problema do André é que ele tem *cabeça de gordo*, come tudo que vê pela frente, não pensa antes de comer, precisa ter consciência de que tem de comer direito!"

Já perdi a conta do número de vezes que já ouvi essa frase. O termo "cabeça de gordo" representa um conceito muito forte e muito presente, oriundo da sabedoria popular

---

* Aquiles é o personagem da mitologia grega que, ao nascer, foi segurado pela mãe Tetis em seus calcanhares e mergulhado de cabeça para baixo no rio Estinge, que dava sete voltas no inferno. Esse banho lhe conferiu o poder da invulnerabilidade. Porém Aquiles foi morto por uma flecha envenenada que atingiu seu único ponto vulnerável, os calcanhares, local em que sua mãe o segurou para mergulhá-lo no rio.

Perfil emocional

e que deve ser respeitado. Quase ajuda a entender o comportamento do obeso, mas no fundo, por ser muito simplificado, acaba atrapalhando um pouco. Vamos tentar uma análise mais objetiva desse processo. Dentro dos fatores que compõem a doença, nós temos um grupo de manifestações que vão definir o perfil emocional do doente obeso, que é quase sempre muito semelhante. Todo obeso oscila entre períodos de *ansiedade, depressão* e *compulsão alimentar*. Na maioria das vezes está muito ansioso, às vezes um pouco deprimido e em muitos momentos a compulsão alimentar é que se destaca. Para piorar um pouquinho as coisas, existem períodos em que os três fatores se manifestam ao mesmo tempo (como um samba do crioulo doido). Praticamente todo obeso carrega esses sintomas, e o comportamento consequente a esse perfil é o que acaba sendo chamado preconceituosamente de "cabeça de gordo".

A compulsão alimentar segue a mesma base psicopatológica de um usuário de drogas ilícitas. Todo indivíduo que usa cocaína, crack ou outra droga qualquer está cansado de saber que ela faz mal para a saúde. Não é uma questão racional (ou de consciência, como muitos adoram dizer). Ele vai usar a droga porque uma parte de seu cérebro (*nucleus accumbens**) solicita insistentemente, durante as vinte e quatro horas do dia, que ele o faça. Infelizmente a compulsão alimentar tem o mesmo padrão de comportamento e a mesma dificuldade de controle. O paciente obeso tem todas as

---

* O *nucleus accumbens* é considerado uma interfase neural entre a motivação e a ação motora. Parece funcionar como um detector de coincidências se ativando em situações de conduta de valor adaptativa e participa de modo decisivo na alimentação, na conduta sexual, na resposta ao estresse, na autoadministração de drogas etc. (FERNANDEZ-ESPEJO, E. "Como funciona el *nucleus accumbens*?" *Revista de Neurología*, v. 30, n. 9, 2000, p. 845-49.)

Cirurgia bariátrica e para o diabetes

informações possíveis, de todas as fontes imagináveis: do médico, da nutricionista, do psicólogo, da avó, da tia, da vizinha. Mas, como relatei anteriormente, a compulsão é uma doença e não obedece a um padrão de racionalidade. O paciente acaba cedendo ao apelo sedutor de seu próprio cérebro. Come, ultrapassa o limite, inventa desculpas para si mesmo, se arrepende, se sente envergonhado, desolado, deprimido e, quando menos espera, o cérebro retoma o bombardeio, exigindo que coma mais um pouco.

Com frequência pacientes e familiares me questionam sobre uma possível ligação entre a realização da cirurgia e o desenvolvimento de alcoolismo, depressão, compulsão por sexo, por bingo, por paçoquinha, entre outros. Muitos têm para contar a história de um vizinho ou amigo que operou e virou alcoólatra, ou de outro que ficou depressivo. Nunca vi nada disso acontecer como consequência da cirurgia. Se analisarmos os fatos com atenção e desprendimento, perceberemos que dentro das bases fisiopatológicas da obesidade já detectamos a presença da compulsão, do perfil depressivo e da ansiedade. O paciente já apresentava problemas com o álcool e não foi diagnosticado. Realizou a cirurgia e continuou apresentando o mesmo problema. A cirurgia não tem o poder de tratar e nem de provocar depressão, alcoolismo ou qualquer outro tipo de adicção*. Simplesmente o paciente deveria ter sido tratado antes da cirurgia e não foi, assim como deveria estar sendo tratado após a cirurgia e também não está.

---

* Adicção é o vício, e geralmente está relacionada com drogas ilícitas, mas também representa qualquer dependência psicológica ou compulsão tipo jogo (bingo, pôquer etc.), comida, sexo, pornografia, computadores, internet, videogames, exercício, trabalho, TV, compras, entre outros.

Perfil emocional

O primeiro passo para enfrentar esse problema é aceitar que ele existe. A maioria das pessoas considera que a ansiedade, a depressão e a compulsão fazem parte do seu "jeito de ser" e até que compõem sua marca individual. Com muita frequência, quando abordo esse aspecto com algum doente, escuto a mesma frase: "Eu já nasci assim e vou morrer assim. É apenas o meu jeito. Isso não me atrapalha". Procuro ponderar a esses pacientes que eles devem buscar como uma marca individual coisas mais interessantes e produtivas, como a responsabilidade no trabalho, a maneira como cumprem suas obrigações familiares, como tratam seus filhos, como pagam seus impostos, o respeito que têm pelas pessoas e instituições. Tudo isso deve ser preservado, comemorado e sempre que possível aprimorado. Mas achar que a ansiedade, a depressão e principalmente a compulsão fazem parte do seu jeito de ser e que compõem a sua marca individual é um modo equivocado de conduzir sua vida, e provavelmente pagarão um preço alto por isso. Com certeza esses sintomas atrapalharão suas relações pessoais, diminuirão seu desempenho profissional e, entre outras coisas, irão mantê-los obesos.

O exemplo clássico é o daquela pessoa muito ansiosa que se sente sempre muito "pilhada" e com uma capacidade acima da média para antecipar e resolver todos os problemas da empresa e de todo mundo. Apesar de se considerar insuperável e imprescindível em seu trabalho, vai se surpreender ao perceber que aquele colega mais calmo e tranquilo, que parece até um pouco desligado, com o passar do tempo e no final das contas vai ter um desempenho melhor e até terá uma carreira mais bem-sucedida que a sua. O motivo é muito simples. A ansiedade na medida certa é um processo natural e fisiológico que auxilia nossa sobrevivência e nosso desenvolvimento. Porém, quando ultrapassa determinado limite, diminui progressivamente a capacidade de concentração, embota a criatividade e o raciocínio, atrapalha o sono, e por aí vai. O controle da obesidade com ou sem cirurgia passa sempre pelo controle desses sinais e sintomas. Retomaremos o tema no Capítulo 10.

A obesidade como doença

Capítulo V

A obesidade como doença

A ACEITAÇÃO DA obesidade como doença foi um processo histórico de concepção muito lenta, tanto para os médicos como para a sociedade em geral. Mas isso deve ser encarado com naturalidade. Várias outras doenças também permaneceram muito tempo em um limbo de incertezas e preconceitos antes de poder integrar a lista oficial de doenças aceitas por todos. Sendo assim, ainda é muito comum que o doente obeso seja tratado de forma áspera por alguns médicos e outros profissionais de saúde durante sua busca por tratamento. Demonstrar irritação e até ser agressivo com o paciente obeso já foram consideradas algumas das melhores maneiras de tratar esse tipo de doente. Já ouvi de alguns profissionais que essa seria uma forma de tentar desafiar o paciente para que ele tenha melhores resultados. Porém, nunca vi esse método dar certo. Recentemente, em uma reunião social, encontrei um desses médicos, muito conhecido por tal prática. Para minha surpresa pude constatar que ele se encontrava uns bons quilos acima do esperado e que sua esposa era obesa. Pelo jeito, usar essa tática em casa não estava dando bons resultados.

Obesidade é uma doença e é crônica, ou seja, não tem cura. Podemos utilizar algumas ferramentas e controlar os sintomas, mas a doença permanece pelo resto da vida. Costumo compará-la ao alcoolismo. O paciente alcoólatra pode ficar vinte anos sem beber, mas todo dia pela manhã, quando acorda, ele sabe que se colocar uma gota de álcool na boca começará tudo de novo. Ele tem a doença sob controle, mas não está curado. É isso que define uma doença crônica.

Início da doença

EXISTEM ALGUMAS VARIAÇÕES quanto ao início da manifestação da doença. Em alguns pacientes ela já existe desde o nascimento. Em outros casos, aguarda períodos específicos da vida para se manifestar, sendo muito comum que esses períodos coincidam com fases de grandes alterações hormonais, como a adolescência e, no caso das mulheres, as gestações e o puerpério*. Relatos como este que segue são muito comuns entre as mulheres que nos procuram para realizar a cirurgia.

Cláudia, 46 anos, professora universitária. "Doutor, eu fui magra até os meus vinte e poucos anos, tinha uma vida normal, trabalhava de dia, estudava à noite, muita correria para conciliar tudo que queria. Com 23 anos fiquei grávida do meu primeiro filho. Meu mundo ficou de pernas para o ar. Tranquei a faculdade, pressa com o casamento, fiquei muito ansiosa, comi errado, ganhei 21 quilos** e alguns puxões de orelha do meu médico obstetra. Mas, após o nascimento da minha filha, progressivamente fui perdendo peso e, apesar de não voltar ao meu peso inicial, até que me recuperei bem. Com 26 anos engravidei novamente. Dessa vez a gestação foi mais ou menos programada, mas meu descontrole emocional e meu ganho de peso foram maiores. Meu filho nasceu e eu fiquei só esperando a hora em que ia começar a emagrecer, igual à primeira vez. Mas isso nunca aconteceu. De lá pra cá só venho aumentando meu peso. Já tentei todo tipo de dieta... da sopa, da lua, dos pontos. To-

---

* O puerpério é o período de adaptação materna que vai desde o nascimento do bebê até seis semanas após o parto.
** O ganho de peso considerado aceitável na gestação é, em média, de 11 a 14 kg.

Cirurgia bariátrica e para o diabetes **41**

mei várias fórmulas com acompanhamento médico e algumas vezes até perdi um pouco de peso, mas logo em seguida recupero o que perdi e ainda ganho mais um pouco..."

Essa é a característica da cronicidade. Uma vez desencadeada a doença, ela vai permanecer. O obeso pode ter sua doença controlada e ficar magro por um longo tempo ou até mesmo para o resto da vida (assim como o alcoólatra), mas não terá a sua doença curada.

Mas será que tenho mesmo a doença?

A ACEITAÇÃO DA doença pelo paciente nem sempre é uma coisa simples. Quando ela se manifesta desde a infância, parece que fica mais fácil. Já pacientes como a Cláudia costumam pensar de forma diferente. Como passaram uma boa parte da sua vida com o peso normal, utilizam essa memória de tempo para considerar que não são realmente obesos e que aquilo que está acontecendo no momento é uma fatalidade. Repetem instintivamente: "Mas, doutor, eu sempre fui magra!" É muito compreensível esse tipo de avaliação. Se analisarmos com calma a história de Cláudia, veremos que ela passou mais de vinte anos da sua vida com peso normal. Isso é significativo e tem um efeito muito positivo em sua memória. Por outro lado, já se vão quase vinte anos nos quais ela está obesa. E isso é muito mais significativo para o diagnóstico da doença.

Outro exemplo é o de Mario, 65 anos, que teve seu peso normal até os 40 anos. Após isso ele relata com bom humor que seu peso disparou em pouco tempo: "Eu simplesmente não percebi o processo acontecer. Subi na balança um dia e tinha sessenta e poucos quilos. Depois de um tem-

A obesidade como doença

po subi de novo e já estava na casa dos noventa quilos. Foi incrível, não vi meu corpo passar pela casa dos setenta e oitenta quilos, parece que esse período foi roubado de mim, me senti trapaceado pela situação..."

Mario é outro exemplo de pessoa que tem dificuldade de entender sua real situação em relação à doença. Não se sente portador da obesidade, pois tende a considerar o Mario "magrinho" dos seus primeiros 40 anos de vida sua situação real, e a pessoa obesa, hipertensa, diabética, cardiopata e com mais de cem quilos dos seus próximos 20 anos um acidente de percurso. Também é perfeitamente compreensível.

O que esperar da evolução natural da doença obesidade

Capítulo VI

O que esperar da evolução natural da doença obesidade

POR CONCEITO, PODEMOS dizer que obesidade é uma doença representada pelo acúmulo progressivo de gordura que ultrapassa os limites estruturais de nossos tecidos. A arquitetura celular vai se desorganizando e caminhando lentamente para a falência.

O que vou descrever a seguir servirá para exemplificar algumas dessas alterações. Apenas para facilitar o entendimento, vou falar separadamente de alguns dos principais órgãos e sistemas afetados sem que isso represente um grau maior ou menor de importância.

Os ossos e as articulações

OS OSSOS E as articulações são um dos melhores exemplos de como nosso corpo é feito de estruturas muito diferentes que se complementam. Toda a dureza e a rigidez dos ossos são compensadas por estruturas delicadas e maleáveis, que são as articulações, localizadas geralmente em suas extremidades e que permitem grande parte da nossa mobilidade e flexibilidade, além de diminuir os impactos como verdadeiros amortecedores, semelhantes aos que estamos acostumados a ver nos carros. Todo o equilíbrio desse sistema é preparado para carregar nosso peso ideal (assim como nos carros que fabricamos). Quando passamos a ganhar peso, o desgaste e a destruição começam a acontecer em estruturas muito delicadas, como as cartilagens e os ligamentos, e tendem a progredir enquanto houver o desequilíbrio.

Para termos uma ideia do sofrimento das articulações, costumo fazer a seguinte simulação. Eu possuo 1,70 m de altura e peso 67 kg. Pois bem, um paciente com essa mesma altura e que esteja pesando inocentes 90 a 95 kg não tem a sensação de ser portador de uma obesidade muito severa, e até que olhando para ele a maioria das pessoas vai dizer que ele não está "tão gordo assim". Existe uma gradual adaptação visual e sensitiva com o ganho de peso, e a tendência de todos é contemporizar e achar que não há muito problema com isso. Essa é a versão. A realidade é que essa pessoa carrega dentro de si 25 kg a mais do que deveria. Equivaleria à experiência de eu amarrar ao meu corpo cinco sacos de 5 kg de arroz e sair por aí desempenhando todas as atividades normais de meu dia a dia. Os ossos e as articulações sentem a sobrecarga e vão se deteriorando lentamente ao longo dos anos por meio de uma progressão de pequenas lesões que se acumulam, gerando dor, destruição, deformidades, limitações e cirurgias para tentar reparar estruturas como ligamentos, meniscos e cartilagens, podendo até chegar a uma troca da articulação por uma prótese, principalmente nos joelhos e no quadril (assim como trocamos o amortecedor do carro). Outro aspecto é a conformação geral do esqueleto, que muda porque a gordura passa a ocupar espaços que antes eram livres, como, por exemplo, o espaço entre as coxas, que quando ocupado modifica a posição das pernas, diminui a amplitude dos movimentos e aumenta o atrito da pele, que fica inflamada e mais difícil de ser higienizada, tornando-se um foco de infecções como as foliculites*, tendendo a adquirir uma coloração castanho-escuro. Essa coloração também pode ser uma marca na pele consequente dos altos níveis de insulina tentando corrigir a baixa resposta das células periféricas à sua ação de diminuir a glicose no sangue (Capitulo 9). É conhecida como acantose nigricans e denuncia uma forte tendência de desenvolvimento do diabetes. Não deve ser confundida com falta de higiene.

---

* Foliculite: processo inflamatório e/ou infeccioso do local onde o pelo nasce (folículo piloso).

O fígado

O FÍGADO É um órgão metabolicamente muito importante e todos conhecem sua capacidade de recolher as substâncias tóxicas que ingerimos, como as bebidas alcoólicas, e por meio de um trabalho duro transformá-las em substâncias menos agressivas, que podem circular por nosso organismo. Mas seu trabalho não para por aí. Apenas para citar algumas outras funções, o fígado produz:

1. grande parte das proteínas que compõem estruturalmente nosso corpo;
2. a maior parte dos fatores de coagulação que vão conter os sangramentos durante os acidentes ou cirurgias que realizamos;
3. a maior parte das colas biológicas e naturais que fazem que cicatrizemos nossos cortes e lesões, inclusive quando somos operados.

Existe também um diferencial nas células do fígado, que é a capacidade de armazenar energia em uma forma específica de polissacarídeo (açúcar) que é o glicogênio. Portanto, por princípio, o fígado não acumula energia na forma "tradicional" de gordura. Isso só vai acontecer quando todos os depósitos convencionais existentes em nosso corpo já estiverem repletos, tendo início aquilo que podemos chamar de invasão visceral da gordura (Capítulo 9). No fígado esse processo recebe o nome de esteatose* hepática. A prevalência dessa alteração em obesos mórbidos gira em torno de 80

---

* Esteatose (do grego *esteato* = "gordura"; *ose* = "processo") é o acúmulo citoplasmático reversível de gordura (sob forma de triglicerídeos) em quantidade maior que o normal ou em células que normalmente não a contêm.

a 90%. A consequência é que esses depósitos de gordura fora do seu local esperado acentuam a tendência de desenvolvimento do diabetes por um processo que chamamos de aumento da resistência a insulina (Capitulo 9), além de começar a competir por espaços com as células normais do fígado, que passam a ficar espremidas e apertadas, sem condições adequadas para desempenhar corretamente suas funções. E o fígado começa a sofrer... O dano pode ser desde muito discreto (na maioria das vezes) até apresentar, em casos extremos, o desenvolvimento de cirrose hepática. Quando um doador de órgãos é diagnosticado com essa alteração (esteatose severa), normalmente seu fígado nem pode ser aproveitado, porque não é um fígado saudável para ser transplantado em outra pessoa. O lado bom dessa história é que a esteatose, na maioria das vezes, é reversível e desaparece quando a pessoa emagrece.

O pulmão

QUANDO AUMENTAMOS NOSSO peso, a gordura se acumula em vários compartimentos do corpo, inclusive no tórax, onde passa a competir por espaço com o pulmão. Não bastando isso, a gordura do abdômen (visceral) também pressiona o tórax de baixo para cima, ajudando a diminuir seu espaço. Esse fenômeno é muito facilmente observado quando o obeso se deita e o peso do próprio abdômen comprime o diafragma* e o pulmão, desencadeando desconforto para respirar. O que

---

* Diafragma – é um músculo em forma de abóbada de concavidade inferior que separa a cavidade torácica da cavidade abdominal, sendo um dos mais ativos na dinâmica respiratória.

acontece é que a capacidade de expansão do pulmão diminui porque o espaço para ele realizar seus movimentos também diminuiu. Uma menor produção de líquido surfactante no alvéolo pulmonar do obeso também parece contribuir para isso. A respiração passa a ser mais curta e mais rápida. Para realizar essa respiração curta não é necessário utilizar todos os músculos respiratórios, e alguns deles, pelo pouco uso, vão sendo progressivamente deixados de lado e até atrofiam. Para atividades normais do dia a dia que exigem pouco esforço, essa capacidade pulmonar é suficiente. Mas quando a exigência é um pouco maior, como subir um lance de escada, a falta de ar aparece, denunciando a baixa capacidade respiratória desse indivíduo. Tal alteração é definida pelos médicos como a síndrome da hipoventilação do obeso e pode ter desde um grau mais leve até formas muito graves.

O coração

A OBESIDADE PROVOCA mudanças na estrutura e no tamanho do coração. Assim como o fígado e outros órgãos sólidos, as células cardíacas (que são fibras musculares) sofrem um processo de invasão gordurosa, determinando a esteatose cardíaca, com aumento de seu tamanho e prejuízo de sua função. Associado a isso, o trabalho de bombear o sangue irá aumentar muito com o excesso de peso. O resultado dessa combinação é que o coração é o órgão mais comumente envolvido como evento final causador de óbito nesse grupo. Os pacientes obesos apresentam risco 60% maior de morte por doença coronariana. A presença associada de outras doenças como hipertensão, dislipidemia e tabagismo aumenta esse risco para 75%.

O pescoço e as vias respiratórias

O PESCOÇO DO obeso apresenta aumento de seu diâmetro externo, dando até a impressão de haver certa continuidade entre a cabeça e o tronco. Paradoxalmente, o diâmetro interno da coluna livre (oca), que serve de passagem para o ar, diminui bastante, porque os depósitos de gordura provocam um desequilíbrio entre fatores anatômicos e funcionais dos músculos da faringe, que diminuem seu tônus e tendem a colapsar, principalmente quando o indivíduo se deita. A base da língua e a parte posterior do céu da boca (palato mole) desabam, dificultando ainda mais a passagem do ar durante o sono. O fenômeno é conhecido como Síndrome da Apneia Obstrutiva do Sono (SAOS) e se caracteriza pela interrupção do fluxo respiratório por pelo menos dez segundos, mais de cinco vezes durante o período de sono. A consequência é uma queda da saturação de oxigênio do sangue, levando ao despertar súbito do indivíduo, que nem sempre se lembra do episódio, confundindo-o com os sonhos. O sono não é reparador, provocando no indivíduo um estado de sonolência diurna, além de falta de concentração, o que pode, entre outras coisas, aumentar em até sete vezes o risco de acidentes automobilísticos. O dano metabólico dessa baixa oxigenação também é muito grave, levando a um estresse oxidativo que atinge a parede dos vasos e aumenta a produção de radicais livres e fatores inflamatórios, o que explica a elevação do risco cardiovascular desses indivíduos, incluindo uma maior prevalência de morte súbita de origem cardíaca durante a madrugada.

O conceito de apneia como doença é atual, mas sua observação é antiga, como comprova o relato do pai da medicina humanista moderna e fã de Dickens*, Sir Willian Osler, em sua obra *The principles and practice of medicine* (1905): "Tenho observado um fenômeno extraordinário que associa a excessiva obesidade de pessoas jovens a uma incontrolável tendência a dormir, como o obeso de Pickwick".

Associação entre câncer e obesidade

É UMA INFORMAÇÃO que exige cuidados ao ser repassada para o público. Quando escrevi a primeira edição em 2015, já havia evidências muito fortes dessa associação. Preferi acompanhar as estatísticas por mais um tempo. O objetivo não é gerar pânico. Mas hoje essa informação é consistente. Um exemplo a ser citado é o câncer de mama, em que as mulheres obesas têm um risco 1,5 vez maior de desenvolver a doença se comparadas às mulheres com peso adequado; após a menopausa, o perigo aumenta. Outros órgãos como intestino grosso, endométrio (que é a camada interna do útero responsável pela menstruação) e ovário também registram esse aumento de incidência. Por outro lado, estudos sérios e bem conduzidos vêm apontando uma queda de

---

* Charles Dickens (1812-1870) foi um dos principais escritores ingleses do século XIX. Mestre do realismo, descreveu com precisão a apneia do sono em seu personagem Fat Joe, com quase dois séculos de antecedência, em seu livro *The Pickwick papers*, publicado em 1836: "[...] e no caixote sentou-se um garoto gordo e de rosto vermelho em estado de sonolência [...]. Tinha a cabeça enterrada no peito [...] – Joe! – que droga, aquele garoto foi dormir novamente! [...] Todas as pessoas estavam excitadas exceto o garoto gordo, e ele dormia profundamente como se o barulho do canhão fosse a sua canção de ninar... – Senhor, será que é possível beliscá-lo na sua perna? Nada mais o acorda!"

O que esperar da evolução natural da doença obesidade

24% até 46% da mortalidade global, por câncer, em doentes submetidos à *gastroplastia*, quando comparados com obesos que não foram operados. Parece-me que as estratégias de prevenção do câncer, a partir de agora, deverão trilhar também o caminho do controle da obesidade.

A cirurgia

Capítulo VII

A cirurgia

Explicar uma cirurgia é uma tarefa que requer muito cuidado. Fazer isso por meio de um texto é um grande desafio. Pensei muito em qual seria a melhor maneira e optei por seguir o mesmo roteiro que utilizo durante uma consulta médica, quando vou explicar a cirurgia a um paciente. A quantidade de informações será muito grande, e a complexidade também. Apesar de meu esforço em ser claro, sugiro que se leia com muita calma e, se necessário, faça pausas para que o cérebro racionalize as informações. Assimilar tudo de uma só vez pode se tornar uma tarefa difícil e pouco produtiva.

Hoje a maior parte das cirurgias é feita por videolaparoscopia, o que significa que fazemos pequenos cortes no abdômen, geralmente de 0,5 e 1,0 cm, por meio dos quais introduzimos inicialmente um gás (CO_2) que irá distender a cavidade interna, criando assim um espaço de trabalho. A seguir, em um dos orifícios, introduzimos uma câmera que projetará as imagens internas em um monitor que fica ao lado do paciente. Nos outros orifícios são colocados os instrumentais com os quais realizaremos a maioria dos procedimentos descritos a seguir.

Atualmente, conseguimos comandar os braços mecânicos de um robô (cirurgia robótica), que são utilizados com muito sucesso na manipulação de instrumentos para que haja acréscimo de qualidade. A cirurgia bariátrica apresenta uma especial adaptação ao procedimento realizado com a tecnologia do robô em função de sua delicadeza, sensibilidade e imagem tridimensional.

Muitas palavras e termos relacionados ao tema acabam se difundindo e são repetidos sem que exista uma compreensão total do que representam. Conforme essas palavras forem aparecendo, tentarei explicá-las de modo prático e objetivo.

Uma das palavras que mais aparece é *grampeamento*. É muito comum as pessoas perguntarem se realizamos a cirurgia do grampeamento do estômago, ou coisas do tipo. O fato é que grampeamento é apenas um tipo de corte associado a uma costura automática, que pode ser realizado em quase todas as partes do aparelho digestivo para as mais diversas cirurgias, não só para a bariátrica. Imaginem que o estômago e o intestino sejam tubos que, à semelhança dos encanamentos de nossa casa, transportam líquidos e secreções em seu interior, no sentido da boca para o ânus. Quando precisamos secionar um pedaço desses órgãos, temos de ter cuidado para que o corte seja preciso, delicado, sem machucar os tecidos e facilitar a cicatrização e, sempre que possível, sem derramar seu conteúdo interno em outros lugares do abdômen, o que poderia significar o surgimento de infecção. Para esse trabalho foi desenvolvido um aparelho especial (grampeador) que apreende e comprime essa estrutura tubular (estômago ou intestino) e, quando acionado, realiza as seguintes funções simultaneamente:

1   promove uma costura especial totalmente vedante com pequenos grampos metálicos delicados e resistentes de seu lado direito e esquerdo;

2   ao mesmo tempo que os dois lados vão sendo costurados (ou grampeados), uma lâmina desliza bem no meio do aparelho e promove um corte suave no tecido entre as duas partes que foram "costuradas".

O resultado final é que, a partir de um "disparo" ou acionamento do aparelho, o segmento de intestino ou estômago é seccionado com suas bordas já devidamente costuradas e sem extravasamento de seu conteúdo, tudo com muita precisão e delicadeza e sem contaminação. As costureiras e os alfaiates já perceberam que o que eu estou falando é muito semelhante ao recurso disponível em algumas máquinas de costura (aquela que nossa avó tinha em casa) ou, mais profissionalmente, na máquina de costura tipo overloque, usada para um acabamento mais preciso em costura industrial para a fabricação de calças de brim (tipo jeans) e outras vestimentas. Resumindo, podemos dizer que costura de um lado, costura do outro e corta no meio, tudo ao mesmo tempo. O aparelho que realiza o grampeamento tem uma ponta ativa pequena e possui ajustes para curvar-se de tal forma que conseguimos alcançar e realizar procedimentos em locais de acesso muito difícil, antes considerados inacessíveis e de alto risco.

O grampeamento, portanto, não é um tipo específico de cirurgia bariátrica, e sim um recurso técnico oferecido por um aparelho especial que é usado em quase todos os tipos de cirurgia do aparelho digestivo.

Falando da cirurgia bariátrica propriamente dita, iniciarei pelo procedimento que mais realizamos em nosso dia a dia, que é o *bypass* gástrico. Existem muitos pontos em comum entre as mais diversas técnicas, o que é compreensível porque visam tratar a mesma doença. Para evitar ser repetitivo, vou aproveitar as bases e os fundamentos do *bypass* gástrico para comentar também as outras técnicas que serão descritas na sequência.

Bypass gástrico (ou gastrectomia vertical em Y de Roux ou cirurgia de Fobi-Capella)

A PRIMEIRA DIFICULDADE é entender que esses nomes são sinônimos, portanto se referem à mesma cirurgia. É muito comum um paciente me falar que foi operado pela técnica de Capella, mas que seu amigo fez uma cirurgia diferente, chamada de *bypass* gástrico. É normal essa confusão, e espero que este capítulo ajude também a esclarecer essa diversidade de nomes.

Iniciaremos a explicação da cirurgia esclarecendo alguns detalhes sobre o estômago. O doente obeso e as pessoas ao seu redor acreditam que o estômago de quem é gordo é muito grande e por isso consegue armazenar mais comida. Após a cirurgia muitos querem saber de que tamanho estava seu estômago, imaginando-o enorme. Isso não passa de lenda. Todas as pessoas têm o estômago praticamente do mesmo tamanho, não importa quanto elas pesem. Caber mais ou menos no estômago depende de uma série de outras interações. A seguir explicarei melhor esse processo.

Nosso estômago quando vazio é pequeno e tem a capacidade de armazenar aproximadamente 75 ml. Ao receber os alimentos, esse órgão predominantemente muscular relaxa e vai aumentando seu tamanho, até conseguir acomodar um volume de 2000 ml (2 litros) ou mais, ou seja, quase 25 vezes mais que seu volume inicial. Em algum momento desse processo de relaxamento e distensão ocorrerão a estimulação de receptores nervosos e a liberação de substâncias químicas que mandarão uma mensagem para o cérebro determinando que a fome desapareça (o nome correto desse processo é *saciedade*). Eis um dado interessante: pessoas diferentes possuem pontos e intensidade de estimulação diferentes, ou seja, parar de comer um pouco antes ou um pouco depois não é uma questão de tamanho do estômago e muito menos de mérito pessoal ou força de vontade, como muitos pensam. O obeso não come mais porque é "sem-vergonha". É tudo uma questão da constituição de seu corpo e de seu metabolismo, que por meio da liberação de substâncias químicas e estímulos nervosos vai determinar se você é mais ou menos "guloso". Pessoas portadoras da doença obesidade possuem, entre outras coisas, um ponto de estimulação para o início da saciedade muito tardio ou até praticamente ausente.

PRIMEIRA PARTE DA CIRURGIA – DIVISÃO DO ESTÔMAGO E CRIAÇÃO DE UM RESERVATÓRIO GÁSTRICO PEQUENO

O que será feito na primeira parte da cirurgia é tentar reposicionar corretamente o limiar de estimulação necessário para fazer a fome passar (saciedade), fazendo o indivíduo comer bem menos. Isso é feito por meio da diminuição do tamanho e da elasticidade do estômago. Observe, na Figura 1, a representação do esôfago e sua continuidade com o estômago. Imagine que, utilizando o grampeador descrito anteriormente, faremos um corte através das linhas pontilhadas mais claras e, a seguir, outro corte nas linhas pontilhadas mais escuras.

Figura 1. Local de secção com grampeador no *bypass* gástrico.

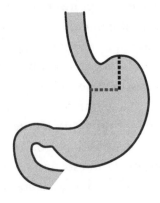

Ao fim das duas manobras teremos separado o pedaço menor de estômago, que estará ligado ao esôfago, do pedaço maior, que estará conectado ao restante do intestino por meio da sua porção inicial, que é o duodeno.

Figura 2. Estômago separado pelo uso do grampeador.

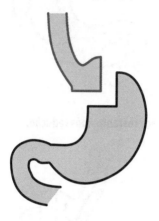

Antes de realizarmos essa manobra de separação, podemos considerar que o conteúdo alimentar ingerido teria todo o espaço dentro do estômago para se acomodar com folga (Figura 3), saindo dos 75 ml até chegar aos 2000 ml descritos anteriormente.

Após a separação do estômago, o alimento terá um espaço bem menor (20 a 30 ml) para se acomodar, com uma pequena capacidade de distensão (Figura 4). Sendo assim, passará a exercer uma pressão suave nas paredes desse reservatório e precocemente desencadeará aquele processo de saciedade descrito anteriormente. É importante entender que não se trata de estar com muita fome, tentar comer e não conseguir porque não tem espaço. Isso seria um castigo e não um tratamento. O que ocorre é o inverso, ou seja, você co-

Figura 3. Espaço total gástrico para acomodar os alimentos.

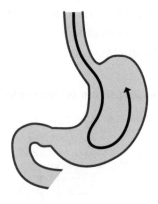

Figura 4. Pequeno espaço restante após redução.

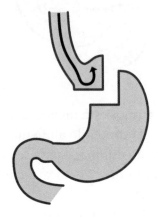

merá uma pequena quantidade e logo se sentirá satisfeito. É importante frisar que a radicalidade da redução é superestimada por um erro de interpretação. Muitos consideram ser muito drástico diminuir a capacidade do estômago de 2 litros para 20 ml. Certa vez um médico que acompanhava *in loco* a cirurgia do irmão me perguntou, com bom humor, se eu já havia apanhado de algum "gordinho" por ter deixado um estômago tão pequeno. O fato real ao qual devemos nos atentar é que a redução é feita com o estômago vazio e equivaleria a reduzir a capacidade de 75 ml para 20 ml, e não de 2000 ml (2 litros) para 20 ml, como muitos fantasiam.

Se continuarmos raciocinando corretamente e mantivermos a proporção para capacidade de relaxamento e distensão das fibras musculares gástricas, podemos inferir que, se de 75 ml em repouso ele consegue distender para acomodar 2000 ml, após ter sido reduzido para 20 ml em repouso conseguirá distender e acomodar um volume até próximo de 400 ml – após, é claro, estar muito bem cicatrizado e ter recuperado uma parte de sua elasticidade e maleabilidade.

Terminado esse tempo da cirurgia, teremos criado um reservatório gástrico pequeno e totalmente fechado. Daí o alimento terá de prosseguir, só que agora por um novo caminho que construiremos e será descrito a seguir.

SEGUNDA PARTE DA CIRURGIA – CRIAÇÃO DE UMA NOVA PASSAGEM PARA O ALIMENTO COM USO DE UM DESVIO DO INTESTINO

Se nos lembrarmos de que a doença é multifatorial e que tratá-la significa corrigir o maior número possível desses fatores (fazer mais pontos na nossa cartela de bingo), podemos imaginar que a primeira parte da cirurgia se preocupou em diminuir a quantidade que o indivíduo come, por meio da diminuição do estômago (saciedade).

Na segunda parte o foco será totalmente diferente. Agora estaremos atrás de outros pontos na cartela, e a preocupação será com outro fator que causa a doença: o metabolismo. Isso é feito por meio da construção de um novo caminho para o alimento. O primeiro passo é seccionar, com o grampeador, o intestino delgado cerca de 40 cm abaixo do duodeno (Figura 5). A seguir levamos o segmento inferior que foi separado até o nosso pequeno reservatório de estômago (Figura 6).

Figura 5. Confecção do *bypass*.

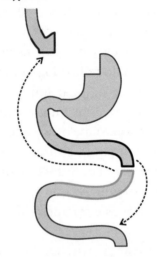

Figura 6. Passagem calibrada e aspecto final do *bypass* em formato de Y.

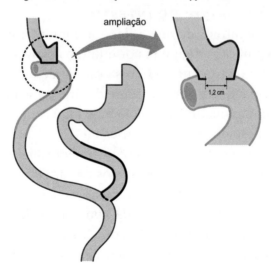

A cirurgia

No local realizamos uma emenda desse segmento do intestino com o estômago, por onde passará o alimento, com a particularidade de que essa passagem será feita com um tamanho correto de 1,2 cm, chamada de passagem "calibrada" (Figura 6). O motivo dessa calibração em 1,2 cm é complementar a primeira parte da cirurgia e oferecer um limite adequado para a velocidade de esvaziamento dos alimentos que estão nesse reservatório, ajudando a desencadear o processo de saciedade, ao mesmo tempo que não represente um incômodo para o paciente. Uma abertura maior pode configurar uma passagem fácil do alimento sem desencadear o reflexo da saciedade. O contrário, ou seja, se a passagem ficar menor que 1,2 cm, pode dificultar o esvaziamento e causar desconforto. O indivíduo deverá parar de comer porque a fome passou e não porque sente dor, desconforto ou vontade de vomitar. Volto a repetir que essa prática se configura como um tratamento e não um castigo.

Dando sequência ao processo, o segmento superior seccionado do intestino (Figura 5) será levado a pouco mais de 1 metro abaixo daquela mesma alça intestinal que subiu em direção ao estômago, onde será feita outra emenda lateral no intestino delgado, completando a parte final do desvio (Figura 6).

Dessa forma, teremos criado um atalho no caminho do alimento (Figura 7), que passará diretamente daquele pequeno reservatório de estômago para o segmento de intestino delgado e seguirá deixando de percorrer o caminho antigo (que seria passando pelo pedaço maior de estômago e pelo complexo duodeno-pâncreas). A parte maior separada do estômago (vista na Figura 2) não é retirada do abdômen, como algumas pessoas pensam. Ela apenas fica de lado e deixa de ter a função de reservatório para o alimento, mantendo suas outras funções, como a produção de hormônios e secreções digestivas, que passarão a encontrar os alimentos mais adiante (Figura 7).

Figura 7. Caminho diferente para o alimento e para as secreções digestivas.

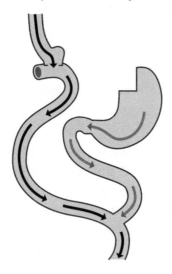

Considero a relação da cirurgia bariátrica com o metabolismo o ponto alto de todo esse processo, mas isso foi um achado casual ou até mesmo acidental. A expectativa que havia ao operar um paciente obeso também portador de diabetes tipo 2 e hipertensão, por exemplo, era de que, após uma perda de peso considerável (alguns meses), nós conseguíssemos controlar essas doenças associadas. O raciocínio era simples, cartesiano e lógico: emagrecer primeiro para depois obter os benefícios. Observando tais doentes no pós-operatório, percebeu-se, com certa surpresa, que a maioria deles já no dia seguinte à cirurgia apresentava uma melhora significativa no controle dessas doenças, quando ainda não tinham emagrecido sequer um grama. Ficou claro que per-

A cirurgia

der peso era importante, mas havia outros mecanismos que estavam trabalhando a nosso favor e que precisavam ser mais bem estudados. As pesquisas nessa área abriram um horizonte enorme para a possibilidade de tratamento cirúrgico das doenças metabólicas (principalmente o diabetes) e de algumas formas particulares de manifestação da obesidade não tão severa em termos de quantidade de peso, mas muito agressivas do ponto de vista metabólico (Capítulo 9).

Para entender melhor como a cirurgia atua no metabolismo, dispensarei mais um tempo para explicações. Recentes estudos surpreenderam a todos com a constatação de que o tubo digestivo é o órgão que mais produz hormônios em nosso corpo. Além dos processos clássicos de digestão a que estamos acostumados, o estômago e o intestino compõem um universo exuberante de estreitas relações entre muitas substâncias químicas, sejam elas definidas como enzimas, hormônios, neurotransmissores etc. Algumas chegam a ser bem estudadas, como os peptídeos intestinais (GLP1, PYY etc.), a grelina e a gastrina. Uma parte ainda está por ser descoberta e suas funções, mais bem definidas. Todas agem estabelecendo relações complexas que envolvem o cérebro e outros órgãos mediadores, sendo responsáveis pelo controle de doenças como a obesidade, o diabetes, a pressão alta, a dislipidemia (nome dado ao aumento de colesterol e triglicerídeos), entre outras.

Retornando à cirurgia, uma vez realizado o *bypass* (ponte) com o desvio do alimento (Figura 7), uma verdadeira revolução no sistema endócrino e metabólico acontece, alterando drasticamente a sequência dos reflexos neuroquímicos descritos anteriormente. É provável que não tenhamos ainda uma noção exata de todas as alterações que induzimos com essa manobra, mas pelo menos três mudan-

Cirurgia bariátrica e para o diabetes **67**

A cirurgia

ças muito favoráveis acontecem para ajudar a controlar tanto a obesidade quanto outros distúrbios:

1　A partir do desvio são liberadas substâncias químicas na corrente sanguínea, que atuarão no cérebro ajudando também a desencadear o processo de saciedade (principalmente diminuição da grelina no estômago e liberação de incretinas na porção final do intestino delgado).

2　No Capítulo 4, cito que alguns caminhos em nosso metabolismo apresentam eficiência reduzida. O *bypass* vai promover uma estimulação desses caminhos, propiciando aumento da queima calórica basal. É como dar uma ajuda àquele caminho metabólico que estava mais lento e melhorar seu desempenho.

3　Outra alteração muito interessante é que essa nova dinâmica hormonal obtida a partir do *bypass* irá desencadear um processo de estimulação do pâncreas, um órgão anexo ao estômago e ao duodeno. O pâncreas, entre outras coisas, é responsável pela produção dos hormônios que controlam o equilíbrio do açúcar. O mais conhecido desses hormônios é a insulina, que vai ter sua produção estimulada e aumentada. Como resultado, as pessoas com tendência a desenvolver o diabetes ou as que já têm a doença instalada irão se beneficiar muito e terão muita chance de tê-la sob controle, sendo que alguns até deixarão de tomar as medicações (sejam comprimidos ou insulina injetável). O tema da cirurgia e do controle do diabetes será retomado mais à frente, no Capítulo 9. Os ganhos metabólicos da cirurgia também podem se refletir em melhora da pressão arterial, controle de colesterol e triglicerídeos, entre outros.

Conhecer esses três itens ajudará muito o paciente operado a ter um bom relacionamento com sua cirurgia e obter

A cirurgia

um bom resultado em longo prazo, como será descrito no Capítulo 10.

Em síntese, podemos considerar que a primeira parte da cirurgia cuidará da diminuição do que se come, e a segunda parte cuidará do metabolismo. A associação das duas é que a tornará uma ferramenta eficiente e aumentará a chance de sucesso do tratamento.

Voltando à dificuldade com os nomes, sabemos que o termo *atalho*, ou *ponte*, recebe, em inglês, o nome de *bypass*, o que acabou gerando uma parte de um dos nomes dessa técnica (*bypass* gástrico). Caso vocês prestem atenção, verão que essas alterações que fizemos conferem ao novo desenho do trajeto do alimento o formato de Y, de onde também derivou outro nome para a mesma cirurgia (gastrectomia vertical em Y de Roux). Portanto os termos *bypass* e *Y de Roux*, assim como o termo *grampeamento*, não representam um tipo específico de cirurgia, e sim uma tática operatória que será usada em vários tipos de cirurgia bariátrica ou em outras do aparelho digestivo. Tanto as emendas normais quanto a passagem calibrada são construídas com o auxílio do grampeador, que é uma ferramenta indispensável para a realização da cirurgia.

Bypass duodenal

ALGUMAS TÉCNICAS QUE também reduzem o estômago e fazem ponte (*bypass*) no intestino são chamadas de *bypass* duodenal (*duodenal switch* e cirurgia de Scopinaro). Seguem a mesma base, mas com uma redução menos acentuada do estômago (com menor restrição ao que se vai comer) e um desvio intestinal maior. É outra forma de equilíbrio que tem

Cirurgia bariátrica e para o diabetes **69**

bons resultados, ou seja, pode-se comer um pouco mais (não muito, porque o estômago também é diminuído), porém, como o desvio é mais agressivo, a absorção é menor. As perdas nutricionais podem ser mais frequentes nesse tipo de cirurgia. Outra característica dela é que o número de evacuações pode ser maior, com presença de odor mais desagradável nas fezes. Ao optar por essa cirurgia, você deve pensar em alguns detalhes de seu dia a dia, como:

- Terá um banheiro disponível em seu local de trabalho e um pouco separado do ambiente de circulação geral?
- Caso trabalhe visitando clientes na rua, terá banheiro disponível nos ambientes em que você circula?
- O fato de evacuar algum dia com cheiro mais forte irá constrangê-lo perante sua família ou no ambiente de trabalho?

Tudo isso deve ser levado em conta antes de se optar por essa cirurgia, muito embora ela tenha ótimos resultados em termos de controle do peso e principalmente das doenças associadas, como diabetes, alterações de colesterol e pressão alta.

A seguir falarei de dois procedimentos que trabalharão só com o processo de restrição gástrica (diminuição do volume a ser ingerido), sem realizar a ponte ou o desvio do intestino.

Gastrectomia em *sleeve*, ou gastrectomia em manga

É UMA TÉCNICA relativamente recente e que precisa ser analisada com muito critério. Nessa cirurgia iniciamos o corte do estômago com grampeador pela sua parte inferior e lateral e vamos prosseguindo em direção superior até próximo ao esôfago (Figura 8). Dessa forma, separaremos uma porção lateral maior de estômago da porção tubular menor e mais estreita, que será o caminho do alimento a partir de agora (Figura 9).

Figura 8. Local de secção com grampeador no *sleeve*.

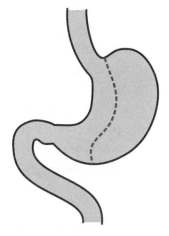

Figura 9. Segmento de estômago que será retirado.

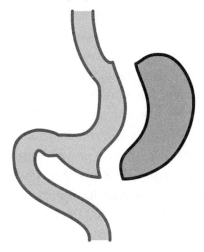

A cirurgia

O caminho do alimento passará a ser esse "manguito" de estômago (vem daí o nome em inglês *sleeve*), que funcionará como um reservatório pequeno (um pouco maior que o do *bypass* gástrico) que, à semelhança do que dissemos para as outras técnicas, liberará um estímulo de saciedade precoce para o cérebro. O segmento de estômago representado na Figura 9 será retirado do abdômen (ao contrário do *bypass* gástrico, em que o estômago permanece) e, como é o segmento do estômago que mais produz grelina (hormônio da fome), acredita-se que ajude também a diminuir o apetite. Nesse caso, como não se interrompe a continuidade do caminho do alimento, não existe a necessidade de construir a ponte, ou o *bypass* em Y de Roux, o que pode ser encarado como uma vantagem, porque torna o procedimento um pouco mais simples e sem nenhum grau de disabsorção. Porém, o paciente deixará de ter os benefícios metabólicos do desvio (*bypass*), que podem ser fundamentais para o controle da doença.

Essa técnica começou em 2002, com o cirurgião canadense Michel Gagner, que teve a ideia de usá-la para operar pacientes com alto risco de morte na cirurgia, por serem superobesos e portadores de graves doenças associadas. Ele propôs que a cirurgia fosse realizada em duas etapas: no primeiro ano, uma cirurgia mais simples, de forma a apenas reduzir o estômago, fabricando aquele manguito sem mexer no intestino; no segundo ano, com o doente mais magro e com suas doenças mais controladas, completar-se-ia a cirurgia, incluindo o intestino no procedimento, construindo--se então o *bypass* em Y de Roux. No segundo ano, vários pacientes optaram por não realizar a etapa seguinte por estarem satisfeitos com o resultado inicial. Dessa forma, a gastrectomia vertical surgiu como um procedimento isolado para o tratamento definitivo da obesidade mórbida. É um procedimento que pode ser indicado principalmente em pacientes com obesidade não tão acentuada, bem como em adolescentes ou idosos. Caso a perda de peso não seja tão eficiente, o paciente poderá optar por um segundo tempo cirúrgico, transformando a gastrectomia vertical em um *bypass* gástrico.

Banda gástrica

É UMA TÉCNICA peculiar na qual se utiliza uma cinta de silicone semelhante à que usamos para prender nossas calças. Com ela abraçamos o segmento superior do estômago próximo ao esôfago e apertamos esse cinto, provocando uma constrição, criando assim uma divisão do estômago em dois reservatórios unidos por uma passagem pequena (Figuras 10 e 11).

Figura 10. Local de colocação da banda gástrica.

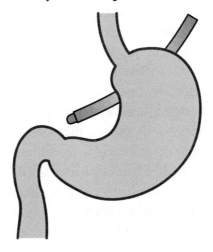

Figura 11. Banda gástrica colocada e apertada.

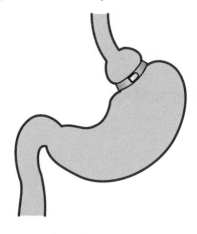

O primeiro reservatório é semelhante ao tamanho do reservatório do *bypass* gástrico e é onde o alimento chegará e se acomodará inicialmente, desencadeando a saciedade. Após isso, ele irá passar pelo estreitamento (que equivaleria à passagem calibrada do *bypass* gástrico) e alcançará a câmara maior, daí caminhando para o resto do intestino. A banda é ajustável e possui um coxim interno que pode ser preenchido por um líquido por meio de uma comunicação que fica implantada embaixo da pele do abdômen. Injetando-se mais líquido, conseguimos uma redução do diâmetro da passagem da câmara menor para a maior e, presumivelmente, mais saciedade. Essa técnica também se utiliza apenas da restrição, desencadeando saciedade. Por não ser feita a ponte no intestino, os efeitos metabólicos serão menos efetivos, e a perda de peso acaba sendo menor na maioria dos casos. Pelo fato de a banda gástrica ser um procedimento que não envolve nenhum corte ou grampeamento do estômago, com frequência pacientes nos procuram pensando em realizá-lo por considerá-lo menos agressivo e facilmente reversível. Realmente a impressão que fica para o leigo é a de que se trata de uma cinta que pode ser colocada e retirada sem maiores problemas e que o estômago continua íntegro. Infelizmente a realidade não é essa.

Quando colocamos a cinta (banda) e a apertamos, acabamos provocando um "engruvinhamento" do estômago e de tudo que está próximo a ele, induzindo uma alteração anatômica acentuada, que é complementada pelo desenvolvimento de um processo inflamatório de grau variado (desde discreto até muito acentuado) no estômago e nas estruturas próximas. Esse processo inflamatório e a deformidade induzida tornarão sua retirada uma cirurgia por vezes muito difícil e delicada, e as deformidades causadas não desaparecerão apenas porque retiramos a banda. Além disso, apesar de a banda se constituir de material muito compatível com os tecidos humanos (polímero de silicone), com baixa taxa de rejeição, o fato de ser mantida sob pressão, estrangulando as estruturas, pode desencadear um processo inflamatório mais intenso, muitas vezes ocorrendo sua migração do local em que foi posicionada para o interior do próprio estômago ou para estruturas próximas, causando danos mais sérios, devendo ser retirada. Pelo fato de não ter um componente metabólico efetivo (desvio intestinal) e pela possibilidade das complicações descritas, preferimos não optar por essa técnica. Nossa maior experiência com a banda gástrica consiste em retirá-la e converter o procedimento para um *bypass* gástrico.

Outra confusão muito comum sobre os nomes é a que envolve os termos *banda gástrica* e *anel gástrico*, como se representassem a mesma coisa ou a mesma cirurgia. Como ambos são circulares e de silicone (polímero), é natural que a confusão exista. No entanto, a banda é maior e mais larga, com mecanismo de ajuste do diâmetro, e representa uma técnica específica de cirurgia bariátrica que tem uso próprio e definido, já descrito anteriormente. O anel é diferente. É apenas um artefato pequeno, fino, cilíndrico, de diâmetro fixo (não é ajustável como a banda), que alguns cirurgiões optam por colocar no terço final do reservatório gástrico da cirurgia do *bypass* gástrico para funcionar como certo obstáculo à passagem do alimento, ajudando a gerar mais saciedade. Portanto, o anel não é um tipo de cirurgia, e sim um pequeno apetrecho colocado em complementação à cirurgia de *bypass* gástrico. Hoje seu uso é bastante reduzido devido ao desconforto que gera e também pela possibilidade de migração (semelhante à da banda).

Balão gástrico

O BALÃO GÁSTRICO também é cercado por certa dificuldade de entendimento. Muitas pessoas nos procuram para fazer a "cirurgia do balão". Essas pessoas estão pensando em um procedimento mais simples e menos invasivo para controlar sua doença. Em primeiro lugar, é preciso deixar claro que não se trata de cirurgia, e sim de um procedimento realizado com o endoscópio. Acopla-se ao aparelho de endoscopia um balão vazio que é transportado até o estômago, onde é preenchido com soro fisiológico mais um corante azul. A presença do corante deve-se à possibilidade de o balão furar, fazendo que a coloração azul apareça nas fezes ou seja absorvida, aparecendo na urina. Assim, a retirada do balão poderá ser providenciada antes que ele, vazio, caminhe para o intestino, provocando uma obstrução. A colocação e a retirada do balão são realizadas com mais segurança sob anestesia geral, com o paciente entubado e a via respiratória devidamente protegida, principalmente durante a retirada, quando após um bom tempo no estômago, em contato com alimentos e suco gástrico, o balão estará recoberto por resíduos grosseiros que poderiam se descolar e parar no pulmão. O balão insuflado tenderá a ficar acomodado em um local específico do estômago (fundo), como mostra a Figura 12, embora, no início, ele possa ocupar transitoriamente uma posição mais baixa, dificultando a passagem do alimento e provocando náuseas e vômitos que diminuirão muito com o passar dos dias.

Figura 12. Local de posicionamento do balão gástrico.

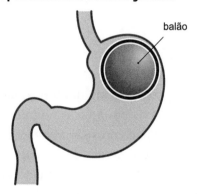

O tempo de permanência do balão é de seis a oito meses, após os quais deve ser retirado. O objetivo dele é ocupar espaço no estômago, simulando a sensação de saciedade, como se o paciente tivesse acabado de fazer uma grande refeição. É possível ter sucesso na perda de peso com esse procedimento, porém convém que sejam feitas algumas observações.

Como esse método também só trabalha com a restrição (sem o desvio), a eficiência da perda de peso pode ser menor. Em relação ao seu prazo de utilização, novamente caímos no paradoxo do tempo, ou seja, o tempo previsto de existência da doença é por toda a vida, enquanto o tempo previsto de uso do balão é de, no máximo, oito meses. É preciso ter em mente que, após a retirada do balão, a doença volta a se manifestar e existe uma razoável chance de o ganho de peso ser retomado.

Uma boa utilização do balão é induzir o emagrecimento em um paciente muito complicado, principalmente em função de doenças graves associadas. Durante o período de perda de peso com o balão, ainda que breve, podemos ter maiores chances de controlar doenças como diabetes, hipertensão e cardiopatias e, dessa forma, prepará-lo para uma cirurgia bariátrica com mais segurança.

Outras técnicas

Tenho tido contato com alguns doentes operados por uma técnica sobre a qual existem poucas referências na comunidade científica. Esses pacientes são submetidos a um desvio intestinal específico e em alguns é colocado um anel de silicone no final desse desvio, como aquele que era utilizado na cirurgia de *bypass* gástrico. Associada ao desvio, é feita uma plástica abdominal (abdominoplastia). Essa técnica oferece um atrativo muito grande para os pacientes, que é o fato de não intervir no estômago, portanto não se terá restrição alimentar. A doença obesidade é difícil em vários aspectos, e os processos cirúrgicos que demonstram melhores resultados são os que associam o desvio intestinal à diminuição do estômago. Comer sem restrição e controlar a obesidade só pelo desvio do intestino é, por enquanto, uma promessa que não pode ser cumprida. Fazer a abdominoplastia já no primeiro momento, em vez de aguardar o emagrecimento, também é controverso. A plástica não é eficiente como tratamento da obesidade, e sim para corrigir as sequelas após a doença estar bem controlada. Nossa experiência com esse procedimento tem sido converter a cirurgia em *bypass* gástrico.

As pesquisas acerca de novas cirurgias, novas técnicas, novos equipamentos fazem parte de um processo contínuo e muito bem-vindo em todos os seus aspectos. Mas existem locais adequados para que sejam realizadas, que são os núcleos de pesquisa normatizados por comissões de ética médica e ética da pesquisa. Existem meios para todos os interessados em pesquisa se inserirem nesse caminho, sejam provenientes de instituições públicas ou privadas. Os núcleos científicos específicos, como a Sociedade Brasileira de Cirurgia Bariátrica e Metabólica (SBCBM) e a International Federation For The Surgery Of Obesity & Metabolic Disorders (IFSO), monitoram e conferem credibilidade a esses trabalhos.

Indicação da cirurgia

Capítulo VIII

Indicação da cirurgia

QUEM PODE OU quem deve ser operado é um conceito ainda em construção. No começo do processo foram estabelecidas algumas diretrizes muito úteis e que tinham bases numéricas associadas a alguns critérios clínicos. É bem verdade que alguns desses critérios refletiam em parte a insegurança de um procedimento que ainda estava amadurecendo.

As bases resumidas desse processo de indicação de cirurgia são:

- paciente com IMC acima de 40;
- pacientes com IMC entre 35 e 40 com doenças associadas, como hipertensão arterial (HAS), diabetes, dislipidemia (alteração de colesterol e triglicerídeos), doenças osteoarticulares (artrose e hérnias de disco na coluna, lesões no quadril, no joelho, no tornozelo etc.), apneia do sono, entre outras;
- presença da doença há cinco anos e falha no tratamento clínico por período mínimo de dois anos.

Cálculo do IMC

PARA FAZER O cálculo do IMC, basta dividir seu peso em quilogramas pela altura ao quadrado (em metros). O número que será gerado deverá ser comparado aos valores da tabela IMC para saber se você está abaixo, acima ou com seu peso ideal.

Por exemplo, se você pesa 60 kg e mede 1,67 m, você deve utilizar a seguinte fórmula para calcular o IMC:

$$IMC = 60 \div 1,67^2$$
$$IMC = 60 \div 2,78$$
$$IMC = 21,5$$

Marcos Giansante

Indicação da cirurgia

Quadro 1. IMC.

Cálculo IMC	Situação
Abaixo de 18,5	Abaixo do peso ideal
Entre 18,5 e 24,9	Peso correto
Entre 25,0 e 29,9	Você está acima de seu peso (sobrepeso)
Entre 30,0 e 34,9	Obesidade grau I
Entre 35,0 e 39,9	Obesidade grau II
40,0 e acima	Obesidade grau III

Fonte: SBCBM.

As sociedades científicas que envolvem o tratamento clínico e cirúrgico da obesidade no mundo todo estão unidas em um trabalho contínuo para aprimorar e redefinir esse processo. Ao contrário do que muitos imaginam, não se trata de uma flexibilização das regras para se poder operar mais. Isso seria tão mais simples quanto irresponsável. O que se procura é muito mais amplo, levando-se em conta cada detalhe da doença e todas as variáveis de tratamento disponíveis.

Critérios estabelecidos e aconselhamento do médico especializado sempre irão ajudar. Entre os pacientes que nos procuram para saber se podem ser operados, percebo que a maioria busca se acomodar em um espaço dentro das regras usuais e principalmente dentro das regras de liberação da cirurgia pelas operadoras de saúde. Muitos têm uma postura humilde e subserviente, dizendo: "Eu gostaria muito de fazer a cirurgia, mas não sei se eu posso. Será que meu peso é suficiente?

O processo de indicação de uma cirurgia bariátrica não começa pelo peso, e sim pela conscientização da presença da doença. Deve-se analisar a história da doença, os sinto-

Cirurgia bariátrica e para o diabetes **83**

Indicação da cirurgia

mas, sua vida, a opinião do médico especialista, livros e artigos sobre o tema... O diagnóstico vai muito além de subir na balança e calcular o IMC. Um bom exemplo disso é o de Roberto, que já era conhecido de nossa clínica porque acompanhou o processo de cirurgia de obesidade da esposa, ao qual, na época, não era favorável. Dessa vez a consulta era para ele, procurando tratamento cirúrgico para um refluxo gastresofágico que o incomodava havia muito tempo e que piorara nos últimos três anos. Ele era portador de obesidade com forte componente visceral (abdominal, Capítulo 9), com IMC de 36, intolerância à glicose, hipertenso e com grave apneia do sono. Começou a contar sua história dizendo que apresentou piora progressiva da apneia, até que, um ano atrás, fez uma cirurgia para corrigi-la. No pós-operatório acabou perdendo 10 quilos. Durante o período em que emagreceu, o refluxo melhorou um pouco e a apneia melhorou muito. Mas, aos poucos, foi recuperando o peso anterior e ainda ganhou mais três a quatro quilos. Perguntei como evoluiu a apneia durante todo esse processo e ele foi claro: "Quando estava com 10 kg a menos dormia bem, igual a um bebezinho. Agora que engordei de novo, voltei a roncar muito e ter apneia igual à que tinha antes da cirurgia".

O otorrino considerou que o retorno da apneia pudesse estar relacionado ao antigo problema de refluxo gastresofágico e pediu uma avaliação de um cirurgião do aparelho digestivo para a possibilidade de realizar uma cirurgia para corrigi-lo. Quando perguntei a Roberto se ele conseguia fazer uma associação mais direta de sua obesidade com a apneia, ele foi assertivo. Quando disse que uma opção para seu tratamento seria a cirurgia da obesidade, ele ficou surpreso. "Doutor, sempre achei que meu peso não era para tanto. Nunca pensei em cirurgia para minha obesidade, nem imaginava que poderia". Roberto estava considerando normal operar da apneia do sono e a seguir operar do refluxo gastresofágico. Também não considerava nenhuma outra alternativa para sua vida a não ser continuar com esteatose hepática, pressão alta, tendência a diabetes, aumento do triglicerídeo, sobrecarga articular, refluxo, apneia... Quando analisou todo o contexto e percebeu que estava tratando pontualmente as consequências de sua doença primária, que era a obesidade, acabou surpreendendo a todos ao optar pela cirurgia bariátrica. Confessou ter sido contra a cirurgia da esposa, mas, quando acompanhou de perto sua evolução, mudou totalmente de opinião.

Se você chegou à conclusão de que é portador da doença obesidade, o primeiro e mais importante passo já foi dado. Agora, tal qual Roberto, você terá definir qual ferramenta quer usar para tratá-la. Você pode escolher simplesmente não tratar a doença e observar como as coisas se ajeitam. É um direito seu e ninguém tem nada que ver com isso. Ou você pode optar por um tratamento clínico com orientações e medicações, um endocrinologista de sua confiança, auxílio psicológico, auxílio nutricional, atividade física, entre outras coisas. Tudo isso é muito válido. Alguns pacientes irão se interessar por outra ferramenta também válida, que é a cirurgia. Não existe uma regra para definir qual doente deve ser operado. Há muitos anos desempenho a tarefa quase diária de conversar com pessoas e informá-las de que são portadoras de alguma doença que deve ou pode ser tratada cirurgicamente. Alguns têm doenças de evolução mais rápida e perigosa. Outros têm patologias mais crônicas e que permitem um período maior para assimilar a novidade e pensar um pouco sobre o assunto.

Indicação da cirurgia

Observar o comportamento dos doentes nesse momento crítico de sua vida me permitiu dividi-los em dois grupos distintos. O primeiro é o dos pacientes resolutivos. Assimilam rapidamente e quase de pronto já querem saber como viabilizar a cirurgia para resolver e superar logo o problema, seja ele uma hérnia inguinal, pedra na vesícula ou um câncer. Vão logo dizendo que, se tem de ser feito e é para melhorar, que seja feito logo. O segundo grupo é diferente: é o grupo do pânico. Os pacientes desse grupo têm muito medo da cirurgia e de tudo que a envolve, como anestesia, dor, infecção... Muitos foram sensibilizados por experiências anteriores desfavoráveis ou relatos de pessoas próximas ou não tão próximas. A maioria traz isso da própria família, quando desde pequenos ouvem os pais dizendo que "fazem de tudo para evitar tomar qualquer tipo de remédio ou fazer qualquer tipo de cirurgia. Ir ao médico, só em último caso". Estes irão postergar a qualquer custo o procedimento. Sofrerão muito com a angústia da falta de decisão e com os sintomas da doença até que o procedimento seja inevitável, por comprometer muito sua qualidade de vida ou colocá-los em risco de morte. Com os doentes obesos também é assim.

Nenhum caminho será fácil para tratar a obesidade, muito menos a cirurgia. A escolha é situada e mediada por vários aspectos, mas a decisão final é muito mais do paciente do que se imagina.

Outro aspecto que deverá ser analisado é a interface desse procedimento médico com a gestão financeira e estrutural das operadoras de saúde e do próprio sistema público. Essa é uma conta que não fecha em qualquer economia de qualquer país do mundo. Certo dia recebi uma notificação dessas empresas informando que os pacientes inseridos em sua carteira de clientes e que fossem portadores de obesidade mórbida deveriam obrigatoriamente ser encaminhados para um núcleo de tratamento da doença. Esse núcleo agregaria todos os profissionais envolvidos no tratamento clínico e na seleção e preparação dos doentes que poderiam ser operados. Frequentar tal núcleo seria obrigatório para todos os doentes, e eu não deveria iniciar nenhuma forma de preparação ou programação cirúrgica. A princípio a ideia não me pareceu ruim e iniciei o encaminhamento solicitado. Aos poucos fui recebendo de outras operadoras notificações semelhantes, ao que pude concluir se tratar de uma nova tendência nesse mercado que, afinal de contas, se pressupõe regulamentado. Depois de certo tempo, comecei a receber em consulta alguns doentes que retornavam do contato com esse processo, e um dos exemplos é o depoimento de Juliana.

"Doutor, liguei no número que o senhor me indicou e agendei uma consulta para dali a 30 dias. Compareci e fui avaliada por uma enfermeira, que colheu meu histórico e meus sinais vitais, conferiu meu peso, altura, IMC, conferiu e anotou meus exames e no fim disse estar me matriculando em uma espécie de programa ou curso preparatório. Nesse programa eu deveria comparecer em algumas consultas com especialistas, além de ter de frequentar uma ou duas reuniões mensais durante um período de um ano. Ao final de tudo, se eu fosse considerada apta, seria encaminhada para uma equipe cirúrgica. Também me informou que, como estávamos em outubro, só haveria um novo grupo se iniciando no programa em fevereiro do ano seguinte. Fui pega de surpresa com a proposta. Quando tentei me manifestar, ela disse que era assim mesmo, que o prazo era de um ano e que não haveria outra forma. Disse que daquele jeito não tinha condição, porque todos os obesos queriam fazer a cirurgia, que nós somos muito ansiosos e queremos tudo para ontem... Outras funcionárias foram chegando para reiterar o que a primeira já havia dito e me pressionar mais um pouco. Fui embora meio atordoada, ainda tentando assimilar o que tinha acontecido. A começar pela mentira do prazo, porque entre agendar a primeira avaliação e o início do programa já se passariam quase quatro meses, além de um ano do próprio curso. Já chorei muito por causa disso e a minha vontade é de desistir dessa cirurgia."

Tenho uma opinião muito clara sobre esse tema. As normas do Ministério da Saúde, bem como as recomendações das sociedades que agregam o tratamento cirúrgico da obesidade, como a SBCBM e a IFSO, são muito transparentes quanto à indicação da cirurgia e à preparação dos pacientes. O doente deve se enquadrar nos critérios já citados, lembrando que eles estão sendo reavaliados. Ele deve também ser avaliado e orientado por um nutricionista, um psicólogo ou psiquiatra, um endocrinologista e um fisioterapeuta – alguns necessitarão de outras especialidades de acordo com as doenças das quais sejam portadores, como cardiologista ou vascular, por exemplo. Tudo isso será feito em um ritmo próprio para o perfil de cada pessoa. Algumas pessoas estarão mais tranquilas e conseguirão cumprir esse ciclo mais rapidamente. Outras têm uma vida atribulada, e entre agendar e fazer todos os exames, comparecer aos especialistas e fazer os retornos necessários, demandarão um tempo maior.

Em suma, não existe uma regra fixa de tempo, número de consultas, número de palestras etc. Qualquer operadora pode montar um programa com a duração que julgar necessária e nos moldes que sua equipe julgar melhores para os pacientes. Terá também todo direito de oferecer esse programa a eles. Porém, de modo nenhum poderá obrigá-los a cumpri-lo, por uma simples imposição. É apenas uma questão de bom senso. Alguns doentes ainda possuem dúvidas sobre o tema, estão inseguros com a cirurgia e o período do curso será benéfico para eles em todos os sentidos. Esses doentes serão os primeiros a se matricular espontaneamente. Outros pacientes já têm a decisão tomada, já se tratam há muitos anos e farão a correta preparação fora dos moldes desses cursos, sempre respeitando todas as normativas vigentes e no período de tempo que lhes for possível e necessário.

Ainda em relação à interface com as operadoras, não me canso de ter surpresas. Há pouco tempo compareci a um laboratório para colher meus exames de rotina. Era uma manhã calma de domingo e conversava com duas funcionárias que preenchiam minha ficha. Uma delas me disse ser uma pena a operadora de saúde a que tinham direito não permitir que elas passassem em consulta comigo para avaliar a possibilidade da cirurgia. Não entendi muito bem o porquê daquela afirmação, e uma delas me explicou que, quando ligou no teleatendimento da empresa para pedir informações sobre cirurgia bariátrica e onde marcar consulta, foi interrogada pela própria funcionária do *call center*, que após breve análise do peso e da altura da paciente concluiu que ela não se enquadrava em critérios para a cirurgia, e a encaminhou para tratamento clínico. Sinceramente, não sei se isso representa um erro pontual de uma atendente ou uma prática orientada e estimulada pela operadora. Atendi essa paciente um tempo depois e dei segmento normalmente à sua preparação.

O diabetes como doença e a cirurgia metabólica para o seu controle

Capítulo IX

Obesidade e diabetes podem ser considerados parentes próximos – eu diria até primos-irmãos. E a agressividade silenciosa do diabetes é algo que precisamos levar em conta. Em 2014, por exemplo, o diabetes matou mais que o HIV, a malária e tuberculose somados. Vamos tentar entender um pouco melhor a associação entre o diabetes e a obesidade e por que é possível ter uma cirurgia que controle o diabetes.

Obesidade periférica e central

A observação do contorno corporal de pacientes obesos (e até não tão obesos) nos permite notar certo padrão de repetição nos formatos. Isso quer dizer que cada grama de gordura que acumulamos não se distribui de modo aleatório, mas procura obedecer a um padrão de depósito em locais específicos do nosso corpo. É a predisposição genética atuando, de forma a determinar algumas características morfológicas que vão se mantendo ao longo do tempo, apesar de perderem sua nitidez pela progressiva miscigenação e interferência do meio ambiente. Ainda assim, conseguimos definir dois grupos mais frequentes de apresentação.

OBESIDADE PERIFÉRICA

Esse grupo apresenta um padrão mais espalhado do acúmulo de gordura, ou seja, cada grama em excesso tenderá a se depositar principalmente em pernas, coxas, quadril, nádegas e antebraços, sendo o abdômen relativamente poupado do depósito. Lembra mais o contorno do corpo feminino, com quadril e nádegas bem pronunciados – e de fato é mais frequente nas mulheres, por isso é chamada por alguns de obesidade do tipo ginecoide. No entanto, homens também podem apresentar esse perfil. Tal grupo de obesos possui em geral uma característica interessante: certa proteção de seu sistema metabólico, que acaba resistindo um pouco mais ao aparecimento das comorbidades. Esse paciente muitas vezes atinge um depósito elevado de gordura, chegando a ultrapassar a marca dos 130 kg, porém mantendo pressão arterial normal, triglicerídeo normal e ausência de diabetes. As articulações, a respiração (apneia) e a circulação das pernas começam a descompensar muito antes do surgimento dos problemas metabólicos. Não estou dizendo que sejam imunes aos problemas metabólicos, mas estes aparecerão mais tardiamente e muitas vezes com uma intensidade menor.

OBESIDADE CENTRAL

Nesse segundo grupo, as características são completamente diferentes. O padrão de acúmulo é central, ou seja, abdominal. Para ser mais preciso, ocorre entre as vísceras do abdômen, em espaços de sustentação do intestino delgado, do intestino grosso e do estômago, além de se depositar de modo exuberante em algumas mantas que revestem anterior e posteriormente o compartimento abdominal. Órgãos sólidos como pâncreas e fígado também armazenarão gordura (ver Capítulo 6). A imagem é clássica, de um indivíduo com braços e pernas finas, quadril bem estreito e abdômen bem protruso. Lembra mais o contorno do corpo masculino, por isso é chamada por muitos de obesidade androide, mas pode se apresentar também em mulheres. O abaulamento do abdômen já começa em sua parte mais superior, logo abaixo das mamas. Esse tipo de obesidade nem sempre é corretamente avaliado. O fato de o paciente ter quadril estreito, pernas e braços finos acaba gerando um erro de interpretação.

Com frequência ouço o seguinte comentário: "Meu marido não é gordo, o estômago dele é que é muito alto... Olhando de costas ele é magro". Dizendo isso, aponta a protuberância no andar superior do abdômen do esposo, local de consenso entre as pessoas para onde está situado o estômago. Infelizmente, para decepção de muitos, a entidade "estômago alto" não existe. O estômago está sempre quietinho lá no lugar dele. O que existe é um acúmulo de gordura visceral que projeta a parede do abdômen para a frente. Esse perfil e a confusão tendem a piorar com o tempo, pois, após certa idade, existe um processo natural de diminuição da massa muscular, que pode ser mais rápida em quem não faz atividade física. As pernas e os braços tendem a se tornar mais finos, e o contraste se acentua. Como me disse o paciente Manuel certo dia: "Doutor Marcos, eu estou parecendo uma batata grande com quatro palitos espetados". Esse tipo de obesidade é mais agressivo e precocemente estará associado a distúrbios metabólicos severos, como diabetes, pressão alta e dislipidemia (principalmente diminuição do colesterol bom – HDL – e aumento de triglicerídeos). Nesse paciente o ganho de peso não precisa ser muito grande para os problemas iniciarem e seu controle se tornar difícil.

DIABETES E RESISTÊNCIA PERIFÉRICA À INSULINA

A insulina produzida pelo pâncreas se comunica com as células de nosso corpo por meio de sinais que se encaixam em receptores presentes em sua superfície (como chave e fechadura). Esse "encaixe" perfeito vai permitir a entrada do açúcar do sangue na célula, onde será utilizado como combustível, ao mesmo tempo que mantém o nível normal da glicose no sangue (glicemia). O conceito mais conhecido de diabetes é aquele em que o pâncreas produz pouca insulina, por isso a glicose não entra na célula. Mas a história não é tão simples. A falha também pode ser dos receptores, e não da insulina, ou ainda de ambos. A gordura visceral possui um perfil molecular que atrapalha o funcionamento desses receptores de superfície e diminui muito a entrada de glicose na célula, ainda que tenhamos insulina suficiente ou até mesmo sobrando. Isso caracteriza a intolerância a insulina. A explicação para o excesso de insulina nesses casos é que o pâncreas a produz em larga escala para tentar compensar a falha dos receptores e normalizar a glicemia. Podemos considerar a resistência periférica à insulina um tipo diferente de diabetes, com taxa de insulina alta, patrocinado principalmente pelo acúmulo de gordura visceral. Uma boa avaliação da gordura visceral pode ser feita utilizando-se uma simples medida da circunferência abdominal. Basta posicionar uma fita métrica em volta do abdômen, na altura do umbigo, mantendo a barriga relaxada e tendo o cuidado de verificar se em toda a sua extensão a fita está paralela ao plano do chão. O número ideal seria de 94 a 102 cm no homem e de 80 a 88 cm na mulher.

É preciso levar em conta que existe diferenciação também quanto à raça, pois os orientais tendem a apresentar quadro de resistência insulínica com valores de circunferência mais baixos e até com inversão de limite de medida entre os sexos (90 cm para mulheres e 85 cm para homens). Mesmo com IMC considerado baixo, pacientes com circunferência abdominal maior que 102 cm no homem e 88 cm na mulher que tiverem associados triglicerídeo alto e HDL baixo serão classificados como portadores de resistência periférica à insulina, ainda que sua glicemia e a dosagem de insulina estejam normais. O risco cardiovascular aumenta muito (Quadro 2), e o número de sequelas como infarto do miocárdio, derrames cerebrais (AVC), perda da visão pelo diabetes e insuficiência cardíaca e renal é muito grande, bem como a taxa de mortalidade. A associação desses fatores de risco cardiovascular, como resistência à insulina, obesidade visceral, dislipidemia e hipertensão arterial sistêmica (HAS), vai definir a chamada **síndrome metabólica**.

Quadro 2. Combinação das medidas de circunferência abdominal e IMC para avaliar obesidade e risco para diabetes e doença cardiovascular.

		Circunferência abdominal	
	IMC (kg/m²)	Homem: 94-102 cm Mulher: 80-88 cm	Homem > 102 cm Mulher > 88 cm
Baixo peso	< 18,5	–	–
Peso saudável	18,5-24,9	–	Aumentado
Sobrepeso	25-29,9	Aumentado	Alto
Obesidade	> 30	Alto	Muito alto

Fonte: OMS/Abeso.

O que explica a dramaticidade desse processo são as alterações hormonais e moleculares associadas à obesidade como um todo, mas principalmente à obesidade central. Alterações da insulina e do IGF-1 (fator de crescimento) associados a várias substâncias produzidas pelas células de gordura (adipócitos) desencadearão um processo de ativação crônica do sistema imunológico, determinando não somente resistência à insulina como também alterações nas células que compõem a parede dos vasos sanguíneos, gerando um estado que chamamos de *pró-trombótico e pró-*

-inflamatório. De uma forma mais simples, podemos dizer que o obeso apresenta um estado inflamatório permanente, generalizado e subclínico (ou seja, com poucos sintomas, mas muito ativo).

CIRURGIA "PARA O DIABETES" OU "METABÓLICA"

Diferenciar o planejamento cirúrgico entre os pacientes de obesidade central e os de obesidade periférica foi um passo natural e esperado. Não foi muito difícil perceber que os pacientes de obesidade central podem e devem ser operados com muito menos peso do que os de obesidade periférica, até porque, entre outras coisas, os de obesidade central morrerão antes de atingir o peso determinado tradicionalmente para que se faça a cirurgia. Ficou evidente que o uso que se faz do IMC como principal critério de indicação da cirurgia é um erro e deve ser reavaliado. Com base nas cirurgias já utilizadas para obesidade, desenvolveram-se protocolos científicos bem monitorados para adaptação de procedimentos (como o próprio bypass gástrico) que buscam *menos* a redução de peso e *mais* o controle metabólico do paciente (ver Capitulo 7), principalmente do diabetes tipo 2. Os resultados já são bem definidos e positivos para pacientes com IMC de 30 a 35 (limite superior de sobrepeso e obesidade grau I). Vale ressaltar que existem formas de diabetes que são autoimunes, ou seja, nesses pacientes o grupo de células do pâncreas responsável pela produção de insulina é gradualmente inativado ou destruído por anticorpos de seu próprio sistema imunológico por uma falha de interpretação. Nesse grupo, a cirurgia deve ser avaliada com mais critério. É o caso do diabetes tipo 1 (ou juvenil), em que a cirurgia não é indicada, ou da forma latente do adulto (LADA), em que os resultados ainda estão sendo avaliados. Ter uma mínima quantidade de células produtoras de insulina viáveis no pâncreas parece ser fundamental para o sucesso da cirurgia, e quanto maior o tempo de exposição do doente ao diabetes, menor será a viabilidade dessas células. Estudos apontam que postergar demais a realização da cirurgia pode levar a um processo de esgotamento desse grupo de células, diminuindo a chance de controlar o diabetes com a cirurgia.

Como é a vida do doente operado

Capítulo X

COMO SE TORNA a vida de um doente operado e a maneira como este convive com sua cirurgia é um universo repleto de informações desencontradas, lendas, apostas, expectativas e sonhos. Recebo diariamente pessoas com perguntas como "Vou ficar passando mal depois da cirurgia?", "Vou ficar vomitando?", "Meu cabelo vai cair?", "Vou precisar tomar vitamina o resto da vida?" ou "Vou emagrecer demais e ficar com anemia?". Também já perdi a conta das vezes em que ouvi de familiares e amigos de obesos que "quem escolhe a cirurgia é porque está querendo o caminho mais fácil". Esse tipo de comentário representa uma mistura de ignorância e preconceito. Não existe caminho fácil para tratar obesidade, muito menos para quem é operado.

Como cirurgião conduzindo o paciente por esse caminho, costumo ter uma abordagem simples e direta. O caminho de quem optou por se submeter à cirurgia bariátrica é único: não muito difícil, porém é único. Vou procurar me fazer entender melhor e ao final deste capítulo espero que você tenha encontrado algumas respostas.

Um indivíduo obeso, antes da cirurgia, ingere uma quantidade aleatória e inespecífica de alimentos por refeição, provavelmente fora de uma norma rigorosa de qualidade, ou seja, vai comer uma quantidade maior de alimentos não muito bons. Diluídos nessa quantidade (Figura 13), ele ingerirá alguns elementos de boa qualidade, como proteínas, cálcio, ferro, vitaminas etc.

A partir do momento em que ele realiza a cirurgia e nós diminuímos o tamanho do reservatório do estômago, a quantidade ingerida por refeição será bem menor, como mostra a Figura 14.

Acompanhando essa diminuição global da quantidade, aqueles elementos de qualidade (proteínas, cálcio, ferro, vita-

Figura 13. Alimentação antes da cirurgia.

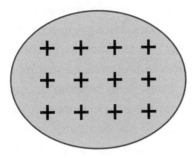

Figura 14. Alimentação após a cirurgia.

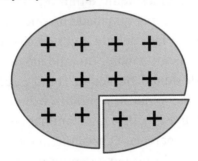

Figura 15. Migração dos elementos de qualidade.

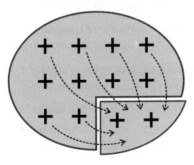

minas) também diminuirão. Com base nesse fato, qual deverá ser o comportamento do paciente que quer ter sucesso com sua cirurgia? Qual o segredo para se manter bem nutrido após essa diminuição de volume? O raciocínio é simples. É preciso trazer esses elementos de qualidade para dentro da pequena quantidade que você vai ingerir (Figura 15).

É preciso trocar uma grande quantidade de alimentos que não são muito bons por uma pequena quantidade de alimentos muito bons. Essa redução da quantidade de alimentos vai ser determinada pela cirurgia, por meio da saciedade, mas a qualidade dos alimentos continuará a ser uma decisão sua. É grande o número de pacientes que, por não compreenderem muito bem os detalhes da doença e da cirurgia, acabam simplesmente diminuindo o volume ingerido, mantendo a mesma qualidade do que comiam antes de operar. Ignoram o fato de que antes da cirurgia eles conseguiam, a partir de uma maior quantidade de alimentos, obter um pouco de qualidade. Agora, como a quantidade diminuiu, esse fenômeno não se reproduz, e diminuirão também o ferro, as proteínas, o cálcio, as vitaminas etc. E aí os problemas começam a aparecer. O paciente que tem esse comportamento equivocado no pós-operatório terá uma evolução não muito favorável, seguindo um dos caminhos abaixo:

- não vai emagrecer aquilo que imaginava;
- até perderá peso, mas depois de um tempo voltará a engordar;
- até permanecerá magro, porém aquele magro em que falta tudo: tem anemia, cai o cabelo, fica tremendo, desmaia no trabalho, o chefe reclama, todo mundo fica falando que a cirurgia não deu certo, que era melhor não ter operado, que essa cirurgia é um absurdo etc.

Apenas com finalidade didática, criei três regras que refletem o comportamento básico que deverá ser seguido por quem realiza a cirurgia. É uma oportunidade de avaliar a possível adaptação do paciente ao processo, que deverá ser a rotina para o resto da vida.

Regra número 1 – Você deverá comer pequenas porções fracionadas durante o dia inteiro com intervalos nunca maiores do que duas ou no máximo três horas. A razão para isso é muito simples. Como foi dito no Capítulo 7, a cirurgia irá aumentar sua queima calórica basal, além de estimular o pâncreas, alterando (para mais) sua dinâmica de gasto energético. Em uma analogia simples, consideremos que seu metabolismo vá ficar com a potência de um motor de Fórmula 1, porém com um tanque de gasolina pequeno, que é o seu reservatório gástrico. Você vai acelerar de duas a três vezes e a gasolina vai acabar. Então é preciso ir adicionando combustível o dia inteiro.

No nosso dia a dia é muito comum que tomemos o café da manhã às 7 h, iniciemos uma rotina pesada de trabalho e deixemos para fazer uma nova refeição lá pelas 15 h. Sabemos que não é correto, não faz bem para a saúde, mas provavelmente você não vai sentir nada, porque o preço a ser pago por esse erro será cobrado mais à frente. Depois da cirurgia a realidade é outra. Se você tentar fazer isso, provavelmente não vai dar muito certo. Quando são ultrapassadas as três horas sem comer, falta combustível, e você começa a tremer, fica um pouco pálido, tem tontura, às vezes desmaia, vira aquela correria. A tia chora dizendo que a cirurgia não deu certo, as comadres insistem dizendo "Eu não falei que não devia ter operado?" e a avó já emenda um "Agora vai morrer!". Na verdade ninguém morre, mas o susto é sempre grande. Como eu disse, a cirurgia vai funcionar muito bem se você comer alguma coisa a cada duas ou três horas. Está no contrato e é para isso que a cirurgia foi programada. Ela não vai se adaptar a você, é você que tem de se adaptar a ela. É como se a cirurgia puxasse sua orelha, dizendo que você não pode permanecer sem comer além do combinado. Também não se trata de parar tudo o que você está fazendo para uma refeição que tomaria muito tempo. Sei que isso seria inviável. Vou dar um exemplo de como deve funcionar na prática.

- *Café da manhã*: meio copo de leite com meio sanduíche de pão integral com queijo branco.
- *No meio da manhã*: parta uma fruta em quatro partes e coma um quarto ou metade dela ou metade de uma barrinha de cereais (na prática, você pode dar de duas a três mordidas em uma maçã ou duas mordidas em uma barrinha de cereais, que estarão em sua gaveta e não tomarão seu tempo).
- *No almoço*: um pouco de carne com legumes e arroz.
- *No meio da tarde*: novamente um ou dois lanches rápidos, que podem ser representados por duas a três mordidas em um alimento saudável, ou, caso o dia esteja muito corrido, pode-se tomar meio copo de suco de fruta, sem atrapalhar sua rotina.

Regra número 2 – Está relacionada diretamente à regra número 1. Quando digo que é preciso comer pequenas porções a cada três horas, muitos pacientes já se veem no paraíso e dizem "Comer de forma fracionada o dia inteiro? Moleza!". Uma bala, um doce, uma paçoquinha, um chocolate, um sorvete... E aí começamos a ter problemas com a qualidade. A regra número 2 é a que modula, complementa a número 1 e determina que você coma de forma fracionada pequenas porções **de boa qualidade**. O raciocínio é simples: quando chega o horário de uma refeição, você terá de fazer uma opção. Caberão, por exemplo, duas bolachas re-

Como é a vida do doente operado

cheadas ou meia fruta. Se você optou pela bolacha, não colocou nada saudável para o seu organismo. Não ingeriu proteína, nem vitaminas, nem cálcio, nem ferro, apenas açúcar e gordura hidrogenada. Se você optou pela fruta, aí forneceu esses bons elementos para o seu corpo. Mais duas horas passaram e chegou o horário de uma nova refeição. Novamente pode escolher, por exemplo, entre uma barra de chocolate ou um pouco de carne com legumes. Se optou pelo primeiro, escolheu apenas açúcar e gordura; se optou pelo segundo, ingeriu proteína, ferro, cálcio, vitaminas, fibras...

Caso faça opções erradas sequencialmente, os maiores problemas são o que você deixa de colocar no seu organismo e a desnutrição que você tenderá a desenvolver. Quem faz as opções certas dificilmente terá problema com anemia e falta de vitaminas. Muitas pessoas pensam que ter anemia e baixa de vitaminas é uma consequência esperada da cirurgia pelo desvio intestinal com diminuição da absorção. Não é a maneira como eu enxergo as coisas. Terá anemia quem fizer opções erradas e depois da cirurgia continuar comendo com o mesmo padrão de escolhas de antes. Aproveite o controle da saciedade que a cirurgia te oferece e use isso a seu favor, optando pelos alimentos corretos. Alguns até pensam que podem comer muita bobagem porque depois basta tomar os comprimidos de vitaminas que tudo se compensa. Isso nunca vai acontecer. Nenhum comprimido ou injeção de vitamina vai substituir a alimentação correta. Pelo contrário, alguns pacientes se alimentam tão corretamente após a cirurgia que a necessidade de tomar vitaminas diminui muito, sendo feita de forma intermitente.

Regra número 3 – Você deve se lembrar de que a cirurgia vai deixá-lo com um reservatório gástrico menor e que esse

Cirurgia bariátrica e para o diabetes **105**

espaço será ocupado pelos alimentos, pressionando e estimulando algumas terminações nervosas, desencadeando a saciedade. O tipo de alimento que desempenha essa função é o alimento sólido, como a carne, os vegetais, o arroz (integral, de preferência), o feijão, as frutas... Os alimentos líquidos ou liquidificados, como as sopas, ou simplesmente moles ou cremosos, como flãs, purês, pudins, sorvetes, paçoquinhas, leite condensado e chocolates (que já derretem na boca), passarão direto pelo reservatório sem nenhuma acomodação e sem gerar saciedade. Então é preciso lembrar que os benefícios da cirurgia serão obtidos com maior intensidade se você privilegiar os alimentos sólidos na maior parte das refeições.

Alguns comentários

Capítulo XI

Alguns comentários

QUANDO DIGO BOA *qualidade dos alimentos,* estou me referindo ao que nosso código genético está preparado. O processo industrial de refinamento de cereais e outros alimentos é interessante do ponto de vista de aumentar o rendimento e a conservação, facilitar armazenamento e distribuição, diminuir o tempo de preparação na sua cozinha e aumentar a sedução visual e as margens de lucro da comercialização. Mas você já parou para pensar no outro lado desse processo? Refinar o trigo, por exemplo, significa colocá-lo em um processo industrial que vai retirando progressivamente as partículas mais duras, mais grossas, mais escuras, diminuindo o tamanho dos grãos até sobrar aquele pó branco bem fininho, que representa basicamente o amido, que é um polissacarídeo (ou um poliaçúcar, ou várias vezes a molécula de açúcar).

Podemos concluir que todos os alimentos feitos a partir desse pó, como pão, bolo, bolacha e macarrão, são constituídos basicamente de açúcar. Mais um exemplo é o arroz. O grão do arroz *in natura* é maior, recoberto por uma camada de proteínas, vitaminas, fibras e outros nutrientes que o tornam mais escuro e duro. Também este é submetido a um processo de refinamento, em que essa sua porção superficial é retirada e desprezada, sobrando aquele miolo branquinho e visualmente muito atrativo, que cozinha bem mais rápido, composto basicamente de amido. Comer esse arroz branco equivale a comer açúcar diretamente do açucareiro. Os elementos nutricionais mais importantes do trigo e do arroz, como proteínas, vitaminas e fibras, foram jogados fora, pois faziam parte daquelas partículas mais "duras, grossas, escuras...". Curiosamente essas mesmas partículas "duras, grossas e escuras" seriam as que exigiriam um esforço maior de mastigação, deglutição, desdobramento durante a digestão e absorção e com certeza iriam se encaixar melhor no processo metabólico com menos oxidação e menores taxas glicêmicas, além de desencadear saciedade precoce. Já o amido é uma molécula muito simples, praticamente pronta para absorção, que exige muito pouco de todos os processos citados e será facilmente absorvida, acarretando pouca ou nenhuma saciedade.

Nosso código genético e sua representação no metabolismo se adaptaram como puderam a esse processo industrial e comercial de refinamento, mas a adaptação não foi positiva, e uma das consequências é a fragilização da saúde representada pela obesidade e por outras doenças.

O paciente que faz cirurgia bariátrica tem um lugar diferenciado nessa história, com uma dificuldade ainda maior de conviver com o alimento refinado. O seu pâncreas vai se tornar um produtor muito eficiente de insulina, com resposta muito rápida. O paciente trocará uma tendência de ter muito açúcar no sangue (diabetes) por uma possibilidade frequente de ter seu açúcar mais baixo (hipoglicemia). É estabelecida uma condição estranha e de difícil assimilação para o paciente: quanto mais carboidrato (açúcar) ele come, mais tendência à falta de açúcar no sangue (hipoglicemia) ele vai ter. Isso pode ser explicado pelo fato de que o açúcar refinado tem uma passagem meteórica pelo nosso tubo digestivo, sendo absorvido rapidamente, atingindo um nível alto no sangue em pouco tempo. A presença desse açúcar no sangue vai estimular o pâncreas a produzir insulina, que vai transportar essa glicose rapidamente para dentro da célula onde será aproveitada. O descompasso ocorre porque o ciclo da insulina é mais lento, seu nível no sangue sobe mais lentamente e desce também mais lentamente (a insulina é natural, não foi refinada), permanecendo o paciente por

Alguns comentários

um bom período com nível mais alto de insulina e mais baixo de açúcar, quando os sintomas de hipoglicemia aparecerão (Gráfico 1).

Gráfico 1. Desequilíbrio entre as curvas e o período de hipoglicemia.

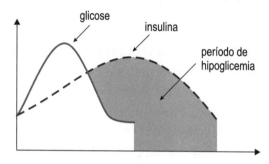

Por outro lado, quando ingerimos o açúcar não refinado, ou seja, aquele contido nos alimentos inteiros (íntegros, ou integrais), como as frutas, todo o processo de absorção e liberação da glicose para o sangue é mais lento, e sua entrada na célula é mais regular, acompanhando a velocidade do ciclo da insulina, principalmente sua diminuição, não ocorrendo aquele período com grande chance de desenvolver hipoglicemia (Gráfico 2).

Gráfico 2. Equilíbrio entre as curvas e a glicemia.

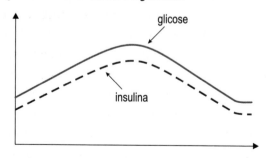

Procuro deixar claro ao paciente que, ao optar por fazer a cirurgia bariátrica, ele terá de se transformar em um comedor de proteína. Ele precisa focar na proteína da carne, dos vegetais, das frutas, dos cereais. O carboidrato não deve ter destaque no seu dia a dia. Se você optou por fazer a cirurgia e quer continuar sendo comedor de açúcar, fez um péssimo negócio. A maioria dos mecanismos que tornam a cirurgia eficiente também a torna inadaptada ao açúcar. Se comer açúcar é importante para você e a sua ideia é continuar comendo, não opte pela cirurgia.

Você deve estar se perguntando: "Então de onde virá a fonte de energia?" Em primeiro lugar, ao contrário do que imaginamos, não necessitamos de tanta energia assim vinda dos alimentos. Todo o excesso calórico estará patrocinando o processo de oxidação celular e acelerando o envelhecimento. A máxima que dizia que quem come menos vive mais nunca foi tão correta e atual. O que nós precisamos ingerir em maior quantidade são os elementos que irão compor a nossa estrutura celular e orgânica, que são as proteínas (que também são uma boa fonte de energia), as vitaminas, os oligoelementos (ferro, cálcio, zinco...), os sais minerais etc. Mas, de qualquer forma, a energia é necessária e virá também dos carboidratos, porém daqueles de estrutura mais elaborada, que estão inseridos nos alimentos tidos como inteiros (íntegros, ou integrais), como frutas, leguminosas, raízes, sementes, cereais... Por exemplo, se for comer pão ou bolacha, escolha os que são feitos de farinha integral e que contenham grãos inteiros e visíveis, tanto na sua superfície como no seu interior. Os grãos serão decisivos no equilíbrio da absorção e da liberação do açúcar, bem como na saciedade.

Regra 90/10

É CLARO QUE não sou ingênuo a ponto de achar que podemos ou devemos nos abster totalmente da variedade enorme de quitutes e iguarias desenvolvidos pela arte da culinária ao longo dos séculos. O que tenho a propor para quem faz a cirurgia é a *regra do 90/10*. Você deverá comer 90% dentro do que nós pedimos e terá direito a 10% de bobagens. Dessa forma você vai conseguir acomodar aquele pedaço de pizza no final de semana, um brigadeiro na festinha de aniversário do seu sobrinho, um pedaço de bolo em um esporádico chá da tarde com as amigas e dividir com os seus filhos um pedaço da sobremesa deliciosa daquele restaurante especial que você adora. Dez por cento acomoda muita coisa boa. Mas é importante que a rotina diária esteja focada nas proteínas. A proteína da carne é fundamental, principalmente a carne vermelha, porque também é a maior fonte de ferro, apesar de as carnes brancas desempenharem também um bom papel. A proteína dos vegetais, do leite e dos seus derivados, das frutas e dos cereais irá completar a conta. O auxílio do nutricionista será muito importante para aprimorar esse planejamento.

O problema dessa regra é a acomodação que ocorre com o tempo. No começo o paciente faz tudo certinho, segue comendo 90% correto e 10% bobagem. Fica feliz da vida porque está emagrecendo, sua autoestima melhora, tudo é alegria. Passam-se mais dois ou três meses, continua emagrecendo, então ele resolve afrouxar um pouquinho e começa com 80% correto e 20% de bobagem. Aparentemente tudo tranquilo. Mais dois ou três meses e pensa: "Acho que tudo bem se eu flexibilizar mais um pouco", e já está comendo 70% corretamente e 30% de bobagens. Nes-

Alguns comentários

se ritmo, inverter 90% de bobagem e 10% correto não é uma coisa tão difícil, e o ganho de peso volta a aparecer, acompanhado da anemia e de outras deficiências. Nunca vi um paciente ganhar peso porque seu estômago dilatou e está cabendo mais comida. O que acontece é o gradual relaxamento e perda de foco na alimentação, que é patrocinado pelo processo de ansiedade e compulsão alimentar descrito no Capítulo 4.

A cirurgia, pelos mecanismos já descritos, vai oferecer um bom controle da saciedade, ou seja, da fome. Mas você tem de saber que a ansiedade e a compulsão o farão comer sem ter fome. Podemos dizer que a cirurgia trabalha no território X e que a ansiedade e a compulsão trabalham no território Y. Se você espera que a cirurgia vá corrigir ansiedade e compulsão, sinto muito, mas ela não tem esse poder. No início, a alegria de estar emagrecendo e colhendo bons resultados com a cirurgia é tanta que o quadro ansioso--compulsivo fica como que latente e escondido, dando a falsa impressão de ter desaparecido ou sido curado pela cirurgia. Porém, o tempo é implacável e abranda muita coisa em nossa vida, inclusive a alegria pelos nossos sucessos. Depois de um ano e pouco, ser magro já não é mais uma novidade, os elogios já não são tão frequentes, comprar em loja de gente magra já virou uma rotina e a vida volta a se apresentar como geralmente costuma ser: correria com os filhos menores, dificuldade de diálogo com os filhos adolescentes, um plano de metas difícil de ser cumprido no trabalho, o parente que pede dinheiro emprestado, a avó com Alzheimer que repete vinte vezes a mesma coisa... Aos poucos toda a ansiedade e a compulsão vão retomando o lugar de sempre. Tudo que conversamos até agora sobre a cirurgia estará em risco.

Cirurgia bariátrica e para o diabetes

Ninguém perde a cirurgia e volta a ganhar peso. Ela é uma ferramenta permanente e vai continuar sempre com você. O que acontece é que a compulsão e a ansiedade o farão perder o foco na alimentação correta e aí você perde os benefícios dela. A qualquer momento que retomar o controle e voltar a usar a ferramenta de modo correto, o benefício voltará a se apresentar. Alguns doentes conseguem controlar a ansiedade e a compulsão com psicoterapia ou terapias auxiliares. Outros necessitarão de medicação por certo período da vida. Para alguns, a medicação deverá ser contínua. Aqueles que insistirem em negar que o problema existe terão muita dificuldade de controlar a obesidade (ver o Capítulo 4).

Importância da carne e os vegetarianos

Particularidades existem, e eu acompanho alguns poucos pacientes que não comem carne. A maioria por filosofia de vida (são vegetarianos) e alguns por intolerância, que muitas vezes vem desde a infância. Observamos com o tempo que quem come carne tem uma evolução melhor com a cirurgia porque tem no mesmo alimento uma boa fonte de proteínas, uma ótima fonte de ferro e um dos melhores indutores de saciedade. É natural que tenha facilidade de permanecer magro e bem nutrido. O grande problema de quem não come carne, mais uma vez, é conceitual. Aprendi convivendo e observando esses pacientes que poucos trocam a proteína da carne pela proteína dos vegetais. A maioria troca a proteína da carne pelos carboidratos e acaba tendo muita dificuldade de manter o peso. Deveriam ser chamados de carboidratianos, ou açucarianos, em vez de vegetarianos. Aqueles que não comem carne, mas assumem um compromisso sério de colocar em seu lugar a proteína de cereais, vegetais e frutas acabam conseguindo compensar bem e ter uma boa evolução com alguns cuidados a mais.

Álcool

O ÁLCOOL É um capítulo à parte nessa história. Minha abordagem é simples e radical. Um grama de álcool tem 6 kcal, um grama de açúcar tem 4 kcal. Não adianta focar no açúcar como vilão e deixar o álcool à vontade. O paciente deverá escolher entre tomar cerveja e ficar magro. As duas coisas ele nunca terá. Somente na propaganda de televisão é que os homens têm aquele abdômen de tanquinho e as mulheres são magras e com corpo escultural. Nessas propagandas até o garçom é magro. Na vida real não é assim que acontece. Onde tem álcool, e principalmente cerveja, tem gente barriguda e falta saúde. Se você consegue tomar um copo de cerveja e parar, não terá problema. Um copo ou dois de cerveja em um churrasco no fim de semana, um brinde com um pouco de vinho ou champanhe naquela comemoração especial, tudo bem. Agora, se o churrasco só vai ter graça se você tomar meia dúzia de latinhas, se a balada só é legal se você encher a cara com os amigos, aí a história é diferente. Fazer a cirurgia para continuar bebendo dessa forma é perda de tempo e um péssimo negócio. É melhor não fazer. Apenas para pensar: se estiver difícil trocar os hábitos, tente trocar os amigos. No Capítulo 4 faço referências importantes ao álcool e à adição.

Alguns comentários

Dumping

A SÍNDROME DE *dumping* é um termo corriqueiro nos blogues e *chats* que abordam a cirurgia, porém com muita informação desencontrada. Essa síndrome foi definida muito antes das cirurgias bariátricas e já acontecia com pacientes que retiravam um pedaço ou todo o estômago por úlcera ou tumores malignos. O conhecimento de seu conceito ajuda a cuidar melhor de sua cirurgia. A síndrome também acontece com os doentes bariátricos porque, com um tamanho menor e sem o mecanismo que controla seu esvaziamento, o estômago operado permite uma passagem mais rápida (daí vem o termo em inglês, *dumping*) do alimento para a porção inicial do intestino delgado, o que determina uma passagem também rápida de líquidos das células para dentro do intestino. Quando esse alimento é muito concentrado em carboidratos ou gorduras (ou os dois), pode provocar dor semelhante a cólicas, palpitação, palidez, sudorese fria e uma sensação muito subjetiva, porém muito citada na literatura e pelos próprios pacientes, de "morte iminente". Apesar da sensação, ninguém morre de *dumping*, e o tratamento é manter a calma, ficar quietinho, deitado, ir se hidratando aos poucos com bebidas leves e isotônicas, que os sintomas logo desaparecerão. Esse é o chamado *dumping* precoce, porque ocorre alguns minutos após a ingesta do alimento.

O *dumping* tardio corresponde ao fenômeno de hipoglicemia citado anteriormente e acontecerá um pouco mais tarde, como mostra o Gráfico 1. A hipoglicemia também é acompanhada de palidez da pele, palpitação, sudorese fria, sonolência e desmaio. O tratamento deve ser a administração de carboidratos, mas nunca na forma refinada, porque apesar da melhora rápida inicial você estará predisposto a uma nova crise mais adiante. Além disso, você vai achar um bom motivo para ficar comendo algum doce a todo momento. Quando estiver iniciando os sintomas de hipoglicemia, em vez de chupar uma bala ou comer um chocolate, coma uma fruta ou uma barra de cereais ou então tome um suco de frutas. Comer adequadamente e respeitar os intervalos da regra número 2 o deixarão longe das hipoglicemias. As mais graves não são as provocadas pela cirurgia, e sim as que ocorrem com uso de remédios para tratamento do diabetes, os chamados hipoglicemiantes.

Carlos é um paciente cuja carreira profissional o faz viajar o mundo todo. Certo dia, ele me liga da Austrália assustado, dizendo que havia desmaiado na saída do cinema e, segundo relatos das pessoas que o socorreram, havia tido uma convulsão. Foi encaminhado às pressas para o atendimento de urgência e depois para um neurologista, que elaborou várias hipóteses para a possível convulsão e prescreveu a ele um anticonvulsivante (hidantoína) enquanto aguardava para fazer uma tomografia do crânio e outros exames. Carlos estava muito assustado com a possibilidade de ter um tumor cerebral ou uma doença degenerativa qualquer no cérebro, até como consequência da cirurgia bariátrica, como várias pessoas haviam sugerido. Ouvi toda a sua odisseia nos mínimos detalhes e com muita calma fiz a pergunta mais simples de todas: o que ele tinha comido durante a sessão de cinema. A resposta foi: "O que isso tem que ver com a convulsão?" Insisti na pergunta, e a resposta agora foi: "Um pacote de pipoca doce". "Daqueles grandes de cinema?", perguntei eu. "Sim, daqueles grandes e com a pipoca um pouquinho salgada também." Expliquei que ele tinha tido uma hipoglicemia severa secundária à ingesta de uma bomba calórica pesada de pipoca, gordura e açúcar. "Pode parar de tomar a hidantoína; por precaução, faça todos os exames que o médico pediu, mas volte a comer dentro da norma correta para quem é operado que isso não vai mais acontecer". De fato, todos os exames vieram normais.

Gestação após a cirurgia bariátrica

TODA GESTANTE OBESA apresenta um alto risco para a própria saúde e para a saúde do bebê. Também é fato que a obesidade gera nas mulheres alterações anatômicas e hormonais que diminuem muito a fertilidade, ou seja, a possibilidade de engravidar. A natureza parece reconhecer que não é um estado propício para o desenvolvimento de uma gestação. Muitas mulheres nos procuram justamente com esse objetivo específico, de operar para depois engravidar. A maioria porque teve experiências ruins com gestação de alto risco em função da obesidade. As mulheres que se submetem à cirurgia para controlar a obesidade já deram um grande passo para ter uma gravidez saudável. É claro que a responsabilidade aumenta muito, porque os reflexos da alimentação serão fortes e refletirão no bebê. Muitas mulheres ainda acreditam que estando grávidas "precisam comer muito", "não podem passar vontade", "têm de comer por duas pessoas" etc. Tudo isso não passa de lenda.

Uma boa gestação é aquela em que você não engorda muito. Seu bebê, muito mais do que você, precisa mesmo é dos elementos estruturais e de boa qualidade citados anteriormente. Quanto daquele pacote de bolacha recheada, ou de brigadeiro, ou de sorvete é necessário para o desenvolvimento da criança no útero? Nada. Tudo isso é perdido, não colabora e nem é aproveitado, apenas atrapalha e causa desnutrição. Ao optar pela cirurgia, você assumiu um compromisso de se alimentar corretamente. Ao engravidar, você estende esse compromisso e essa responsabilidade para a saúde de seu bebê. Nossa experiência com gestação dentro da clínica é extremamente favorável. De preferência pedimos que a paciente aguarde um período de um ano para melhor adaptação de seu corpo à nova realidade. Mas você deve ficar esperta, porque a fertilidade aumenta muito após a cirurgia.

Doenças especiais

Tenho sido procurado com certa frequência por um grupo especial de pacientes obesos que possuem alguma doença reumatológica associada. Essas doenças têm uma base comum, que é o fato de o organismo não reconhecer como próprias algumas proteínas que compõem seus tecidos, interpretando-as como um corpo estranho ou até mesmo como um agente agressor que deve ser destruído. Trata-se de um paradoxo bem incômodo e agressivo que fará que, a partir de um erro de leitura, seu organismo produza anticorpos contra si mesmo. São doenças como artrite reumatoide, lúpus, dermatomiosite, condrites etc. A princípio, a cirurgia bariátrica não terá uma atuação direta positiva ou negativa sobre sua doença. Não ajudará a curá-la e nem trabalhará contra ela. Após a cirurgia, os problemas continuarão existindo com as mesmas chances de sucesso e fracasso. É claro que, assim como na gestação, sua responsabilidade com a alimentação é muito maior do que a dos pacientes que não têm esse tipo de doença.

Se você optar pela cirurgia para depois não seguir as orientações alimentares, aí você terá acrescentado mais um problema à sua vida. É preciso avaliar tudo com muita calma e com a participação de quem realmente trata sua doença, que é o médico reumatologista. Para aqueles que se comprometem a fazer tudo corretamente, pode ser uma opção viável. Ter uma doença grave e limitante como a artrite reumatoide estando magro pode ser melhor do que obrigar suas articulações e músculos doentes a carregar 120 kg ou mais. Não existe uma regra, e sim opções. É sempre uma troca. Ganhamos um pouco de um lado e perdemos de outro. Você só deverá optar pela cirurgia se tiver maturidade suficiente para valorizar e ficar feliz com os ganhos e souber lidar com a frustração das perdas.

Quanto vou emagrecer?

É UMA PERGUNTA importante e existe uma resposta clássica. Porém, algumas observações podem ser feitas.

Resposta clássica – Nas cirurgias que incluem em sua técnica uma redução do reservatório gástrico associada a um desvio intestinal, como é o caso do *bypass* gástrico (Capella) e do *bypass* duodenal, espera-se que o paciente perca em média 35 a 40% de seu peso inicial. No primeiro mês o paciente perde em torno de 10% de seu peso. Já no segundo mês a perda de peso média corresponde a 6% do peso inicial, passando a aproximadamente 4% no terceiro mês. Ou seja, em três meses terá perdido cerca de 20% do peso inicial. A perda dos demais 20% do peso acontece durante um ano, totalizando o processo em torno de 18 meses. Nas técnicas que envolvem somente diminuição do estômago (banda gástrica e *sleeve*), a perda total esperada é menor, girando em torno de 20% do seu peso inicial, também ocorrendo de forma gradual.

De acordo com essa análise, um doente operado com peso de 120 kg chegará próximo ao seu peso ideal de 70 kg em um período de pouco mais de um ano. Outro indivíduo, que partiu de 175 kg e também tem seu peso ideal próximo a 70 kg, pela regra de perder 40% do peso não chegará a seu peso ideal, mantendo-se no máximo próximo aos 100 kg, o que não chega a ser ruim, porque a intensidade da sua doença é bem maior.

Observações – Respeitando a versão clássica, podemos ter uma visão um pouco mais abrangente do processo de emagrecimento. Nosso organismo possui uma capacidade natural de adaptação e autocorreção quando formas de tratamento adequadas são instituídas. Percebo que o doente operado que oferece ao seu organismo os elementos nutricionais corretos será conduzido de forma natural e gradativa ao seu peso ideal ou bem próximo a ele, independentemente de sair de um peso muito alto ou de uma obesidade não tão severa. Aquele doente sobre o qual já discutimos no Capítulo 9, que é portador de obesidade central e síndrome metabólica com IMC entre 32 e 35, se for operado não irá emagrecer demais. Uma vez próximo do valor ideal, seu peso se estabiliza, com uma perda muito menor do que os citados 40%. Do outro lado, o doente com 175 kg ou mais poderá, sim, chegar próximo aos 70 kg. Apenas demandará um período maior de tempo (de dois a três anos), além de atenção e foco redobrados.

A perda de peso nos primeiros meses é sempre animadora. Se fizermos uma analogia entre essa perda e o comércio, podemos compará-la às vendas de atacado, em que lidamos com quantidades maiores e grandes resultados. A boa margem de lucro (perda de peso) deixa todo mundo contente. Passado o primeiro trimestre após a cirurgia, você deixa de negociar no atacado e passa para o varejo. A margem de lucro (perda de peso) é menor e conquistada na ponta do lápis. Os centavos passam a ser importantes. Detalhes passam a fazer diferença e pequenos deslizes ou desatenções serão suficientes para fazer você não perder peso ou pelo menos diminuir bem a *performance*.

Não recomendo que o paciente fique preocupado ao extremo com a balança, pesando-se todo dia e comparando seus resultados com o de outros pacientes operados. Pessoas diferentes, com idades diferentes, metabolismos diferentes, partindo de pesos diferentes não podem ser comparadas. Perder 10% no primeiro mês para uma pessoa de 100 kg é muito diferente, em valores absolutos, de uma pessoa que partiu de 200 kg. Mesmo assim, muitos pacientes retornam preocupados, dizendo que perderam 10 kg no primeiro mês, enquanto o vizinho do 14° andar perdeu 20 kg, e todo mundo está dizendo que sua cirurgia não deu certo. Após análise correta, todos se surpreendem e se acalmam, percebendo que proporcionalmente a perda foi igual, que o vizinho apenas saiu de um peso muito maior. Mantenha o foco na alimentação correta. Seu organismo é inteligente e aproveitará a oportunidade para conduzi-lo ao seu peso ideal, no tempo em que for adequado.

Do outro lado também existem obstáculos a ser superados

DEIXAR DE SER obeso terá algumas repercussões físicas e emocionais que precisam ser bem avaliadas para não cairmos novamente na armadilha do preconceito. A sociedade segrega também o lado oposto de uma maneira maior do que supomos a princípio. Estar em seu peso ideal com certeza lhe renderá comentários depreciativos. Alguns por inveja, muitos por desconhecimento. Você deve estar preparado para esse tipo de situação.

Sônia é uma senhora obesa que acompanhou de perto o processo de cirurgia da filha Roberta e nunca foi muito favorável à realização do procedimento. A filha está muito bem, já com seis meses de pós-operatório. Em um dos retornos, a mãe acompanha a filha. Ela está muito preocupada. Apesar de Roberta se dizer muito bem e de os exames comprovarem isso, a mãe atropela a filha com palavras... "Doutor, acho que a Roberta não está bem! Ela sente muito frio. Antes estava sempre em mangas curtas e suando. Agora leva um casaquinho para cima e para baixo. Até se cobre à noite para dormir." Com muita calma, explico que o indivíduo que emagrece sente mais frio, não porque está doente, e sim porque perdeu aquela camada de gordura abaixo da pele, que era um ótimo isolante térmico e até dificultava a dissipação de calor. E ela continua: "E olha como ela está branca, muito pálida, o senhor não acha que ela está com anemia?" Também oriento que o rosto de Roberta era ruborizado porque a vasodilatação periférica é um mecanismo utilizado para resfriar o corpo, assim como o suor. O sangue fluía em maior quantidade por esses vasos mais superficiais para tentar perder calor e emprestava aquela coloração rosada à sua pele. Agora essa dilatação deixou de ser necessária e a pele retornou à sua cor normal. "Roberta é branca, assim como eu", complemento. "Somos descendentes de italianos. Os europeus (caucasianos) têm a pele mais clara do que qualquer outro grupo racial." Mas ela ainda parece incomodada com as novas feições da filha: "E a pressão, doutor, toda vez que a gente mede ela está muito baixa... Outro dia eu achei que ela estava muito pálida e eu medi a pressão e deu 100 x 60. Tive de levá-la depressa para o pronto-socorro". Mais uma explicação. Roberta era hipertensa, agora não é mais. As mulheres magras têm uma tendência natural de manter sua pressão um pouco mais baixa (90 x 60 ou 100 x 70 mmHg, por exemplo) sem que isso represente doença ou produza sintomas, e Roberta agora faz parte desse grupo. Para comprovar minha tese, fiz a aferição da sua pressão: 100 x 60 mmHg. Roberta estava muito bem, na minha frente, sem nenhum sintoma. "Esse agora será o seu valor usual de pressão", explico. A mamãe Sônia precisará de algum tempo para se acostumar que sua filha agora é mais magra, mais clara, mais delicada, mais sensível, mais independente e, sobretudo, mais saudável.

É nítido que algumas dinâmicas familiares dificultam o equilíbrio e o bem-estar do grupo e patrocinam o processo de adoecer em seus membros. Alguns indivíduos desenvolvem certo tipo de doença justamente como forma (às vezes única) de obter um canal de comunicação e assim manter o elo afetivo familiar.

A pressão sobre Roberta continuava muito forte e ela estava com dificuldade de se sentir feliz por estar magra. Essas relações são de avaliação muito difícil, indicando que nossa postura deve ser sempre de respeito e humildade. Parece funcionar como uma "neurose* familiar",

---

* Neurose é um tema e um termo controversos. Apenas como início de abordagem, podemos defini-la como qualquer transtorno mental que leve uma pessoa a experimentar sentimentos e reações incomuns e/ou incontroláveis, mantendo conservado o juízo da realidade. Essa característica a distingue da psicose, que exibe uma alteração do juízo de realidade.

em que os transtornos individuais se completam, se condicionam e se sustentam reciprocamente. Rupturas abruptas desse processo com agressividade e intolerância só trarão sofrimento para os dois lados. Descumprir alguns padrões dessa dinâmica familiar é uma tarefa difícil e exige calma, prudência, concentração, paciência e muitas vezes auxílio especializado.

Algumas histórias

Capítulo XII

Algumas histórias

Preconceito I

FÁTIMA É UMA mulher humilde e batalhadora, com um marido sempre doente e uma sequência de filhos batendo a cabeça pela vida, tentando se acertar. No fim das contas, ela é o arrimo da família. Tem 56 anos, tendo sido operada há cinco, com ótima evolução e bom controle do diabetes, da hipertensão e das dores articulares que a atormentavam quando ainda pesava 115 kg. Sempre muito disposta e alegre, surpreendeu-me naquela manhã ao entrar em minha sala um pouco quieta e pensativa. Trouxe os exames de sempre, falou sobre sua rotina alimentar, até tentou sorrir, mas não foi convincente. Esperei o momento adequado e perguntei qual seria o motivo da tristeza. A pergunta foi suficiente para que ela abaixasse a cabeça e começasse a chorar.

– Não é nada, não, doutor, é que aconteceu uma coisa um pouco chata agorinha há pouco na sala de espera. Tinha uma outra senhora, paciente sua, aguardando consulta e ela me perguntou se eu também tinha operado o estômago. Começamos uma conversa muito animada e amigável relatando as nossas experiências. Em determinado momento percebemos que as nossas cirurgias eram diferentes. Aí então ela mudou um pouco de atitude e me disse: "Ah, você fez a redução de estômago. Meu caso é diferente do seu. Eu operei de um câncer no estômago. Eu tinha uma doença de verdade, não foi só pra emagrecer..."

Fátima se sentiu um pouco diminuída com o desprezo demonstrado por sua doença e opção de tratamento. Ao mesmo tempo, entendeu a situação e sentiu compaixão por aquela senhora, pela gravidade de ter um câncer no estômago. A sala de espera de um consultório médico é um vul-

128 Marcos Giansante

cão de emoções prestes a entrar em erupção. O desespero de uma por ter uma doença maligna acentuou um pouco seu preconceito. A compaixão e o amor demonstrados pela outra conseguiram acomodar um pouco a alma de todos, inclusive a minha.

Preconceito II

ALGUMAS FORMAS DE preconceito chegam a ser engraçadas. Sr. Baumer é um ariano de pele muito clara e rubor facial muito intenso, desencadeado apenas com um leve aumento no tom do discurso. Meia-idade, cabelo quase vermelho, muito forte, muito alto, muito obeso, muito bravo, muitas pequenas sardas acastanhadas pelo rosto, demonstrando que nunca deu muita bola para os efeitos da radiação solar sobre uma derme tão clara. Batalhou a vida toda para emagrecer e não conseguiu. Relatou com detalhes suas peripécias e seus fracassos, sempre muito indignado com a marginalização do obeso pela sociedade. Com pouco tempo de operado, já era só felicidade, sentindo-se muito disposto e adaptado à nova condição de magro. A esposa, fiel acompanhante de todo o processo cirúrgico, percebendo-se acima do peso e ficando para trás, perguntou sobre suas possibilidades com a cirurgia. O sr. Baumer interrompeu nossa conversa de modo abrupto e foi logo dizendo: "Doutor, essa aí não tem jeito, não, eu canso de falar para ela comer direito, mas ela não tem consciência..."

Interessante a natureza humana. Seis meses sentindo-se magro e já começou a perseguir os gordinhos...

Mãe

BEATRIZ PERDEU O marido por infarto fulminante. Ele tinha 45 anos, 160 kg, diabetes, pressão alta, colesterol alto, gordura no fígado... Era um bom homem, mas não se cuidava direito, apesar da vontade da esposa de ajudá-lo. Não o conheci porque Beatriz só me procurou quatro meses após sua morte. Trouxe consigo o único filho do casal. A mãe enxergava no menino o mesmo destino do pai. Daniel tinha quase 17 anos e 150 kg. Ela entrou em minha sala com uma decisão tomada. "Doutor, o senhor precisa operar meu filho!" Tinha no olhar uma certeza de mãe, uma convicção vinda do fundo de sua alma, uma coisa que só algumas mães conseguem reproduzir. Confesso que me pegou desprevenido. Ela estava no controle do processo em que eu supostamente deveria ser o condutor.

Eu olhava para o menino, que não falava. No rosto, uma expressão vazia. Fiz um pré-operatório longo e arrastado. Quando perguntava se ele desejava ser operado, ele respondia apenas: "Pode ser". Essa resposta não me bastava. "Você vai fazer a cirurgia por você ou para satisfazer sua mãe?". "Por mim tanto faz", ele dizia, sem convicção. "Posso me submeter ou não à cirurgia." Tive muita dúvida, mas a preparação chegou ao fim. Tive de comprar algumas brigas para conseguir operá-lo antes dos 18 anos. A cirurgia foi feita com sucesso, mas eu continuei preocupado. Oito anos mais tarde, recebo na minha sala um rapaz alto, magro, voz firme, olhar penetrante e seguro. Um belo sorriso no rosto. Era Daniel retornando um pouco atrasado para uma consulta de rotina. Aquele menino negro, obeso, frágil, inseguro, vítima de discriminação tinha se transformado em um homem forte. Concluiu curso superior de bom nível, está muito bem empregado, diz a lenda que teve muitas namoradas e agora está noivo. Que bom que acreditei no instinto daquela mãe.

Operar um adolescente é sempre uma decisão difícil. A maior parte das pessoas acha que é um procedimento muito agressivo e que deve ser postergado ao máximo. A maioria dos pais acha melhor esperar que "ele fique mais velho, aí ele tem mais maturidade e decide o que é melhor". Eu mesmo já pensei assim. São raros os pais que me procuram com a firmeza de propósito de Beatriz. Ter uma filha e acompanhar de perto seu desenvolvimento me ajudou a relembrar esse período difícil da vida de todos nós. Havia me esquecido de como o universo das crianças e dos adolescentes é competitivo e agressivo. Entre os adolescentes do sexo feminino, os requintes de crueldade são muito maiores. Transpor esse período da vida sendo obeso é uma experiência difícil e deixa cicatrizes definitivas na personalidade de uma pessoa. É engraçado como não nos importamos muito em deixar um adolescente nesse limbo por um período de oito a dez anos esperando uma tal maturidade. Também é engraçado como nos esquecemos de que cada dia é único, que a vida passa muito rápido e que nossa história não permite ser reescrita.

Experiência feminina

DANIELA EMAGRECEU BEM, ainda não fez plástica e brinca que de roupa está uma maravilha, mas sem roupa cai tudo. É uma senhora de trinta e poucos anos que está muito feliz. Confessa estar vivenciando uma experiência diferente. Está sendo notada de modo mais agressivo pelos homens, de uma maneira que nunca tinha ocorrido antes. O modo como a olham na rua é muito novo para ela.

Algumas correntes da psicanálise definem o amor como um fenômeno interpessoal, ou seja, um sentimento que temos por uma criatura especial, cuja presença nos provoca uma agradável sensação de paz e aconchego. Desse ponto de vista, não existe amor por si mesmo, ele vai depender essencialmente de outra pessoa (já dizia Flavio Gikovate*). Ao contrário do amor, o desejo sexual e principalmente a excitação sexual são fenômenos íntimos, individuais e se manifestam em si mesmos. O desejo e a excitação obtidos pelo olhar são um fenômeno, pelo menos em regra, essencialmente masculino. A partir da adolescência, o desejo visual masculino se exacerba, atraídos que os homens são pela exposição ou imaginação das zonas erógenas femininas. A inexistência desse desejo visual feminino mantém as mulheres em uma condição privilegiada, na qual elas não se excitam com o sexo masculino e sim ao se perceberem desejadas por ele. Daniela desconhecia a possibilidade de ser objeto desse desejo, pois passara todo o período de infância, adolescência e adulto jovem como obesa severa.

Esse tipo de prazer não é distribuído de forma tão democrática, de modo que as mulheres menos atraentes se frustram e vivem a dor derivada de não realizar a enorme vontade de se sentir desejadas (mais uma vez citando Gikovate). Daniela estava surpresa, feliz e muito assustada em viver aquela experiência com um atraso de quase vinte anos. O fenômeno com frequência repercute muito fortemente em todo o entorno. Os amigos estranham, os filhos se surpreendem, o marido fica inseguro. A família tem de se restruturar em vários aspectos. Algumas conseguem, outras não.

---

* Recomendo sua obra, em especial o livro *Sexo* (2010).

Quase tragédia

MARIA FEZ UMA preparação aparentemente normal. Exames, avaliações, orientações... Tudo ok, cirurgia realizada com sucesso. Um primeiro ano de poucos retornos, porém tranquilo. Na metade do segundo ano fico sabendo que ela está tendo problemas de comportamento e que havia sido internada. Após algum tempo, recebo uma ligação de seu irmão, que é profissional da saúde, muito preocupado, solicitando orientações sobre o que fazer com ela. Pedi que a trouxesse ao consultório para que eu pudesse vê-la.

Entra em minha sala de cadeira de rodas, empurrada pela mãe e pelo irmão, olhar parado, sem força muscular nenhuma, articulando com dificuldade palavras desconexas. A mãe conta que há seis meses a filha começou a ter distúrbio de comportamento, alternando confusão mental com agressividade em casa e no trabalho. Havia se descuidado bastante da alimentação e estava ingerindo bebida alcoólica um pouco acima da média. Em um desses quadros de agitação, foi levada a um pronto-socorro, onde o médico fez diagnóstico de um possível surto psicótico em uma fase de muita agitação e a internou por alguns dias, iniciando medicações antipsicóticas e antidepressivas. Mesmo com as medicações, houve piora progressiva da confusão mental, que passou a ser acompanhada de dificuldade para andar e fraqueza muscular progressiva. Não estava mais agressiva; ao contrário, estava muito apática. Retornou ao hospital e, com base nos dados da primeira internação, continuou sendo tratada como quadro psiquiátrico, até que o irmão me ligou e a trouxe.

O quadro era assustador e parecia ser uma lesão neurológica severa de origem carencial. O quadro psiquiátrico poderia estar presente de modo secundário no processo. Maria foi internada ainda sem diagnóstico definido, e com ajuda de médicos clínicos experientes e de alguns especialistas (neurologista, nutrólogo, nutricionista) o quadro carencial foi se mostrando muito grave. Após investigar de forma mais detalhada a história clínica, percebemos que o descuido com a alimentação e o abuso do álcool tinham sido muito maiores do que imaginávamos inicialmente. Quando foi iniciada a reposição nutricional adequada via oral e parenteral, a recuperação foi lenta, porém total. Depois de oito meses, Maria retomou o trabalho e sua vida normal, mantendo retornos periódicos com muita atenção da família. Já se passaram dois anos do episódio e ela está bem. Na última consulta percebi alguns indícios de flerte de Maria com a bebida alcoólica. Nada comprovado. Continuaremos atentos.

O difícil momento de comprar roupas

PAULA ESTÁ FELIZ da vida usando calças 42, sendo que nos últimos 15 anos seu número foi no mínimo 56. "Sabe, doutor", disse ela, muito compenetrada, "outro dia eu até entrei em uma loja que tinha vendedora para escolher um vestido para mim". "Como assim, loja com vendedora?", perguntei. "Doutor, toda vez que eu entrava em uma loja e apenas olhava para um modelo qualquer já aparecia uma infeliz de uma vendedora me perguntando com a maior grosseria: 'É pra você ou vai dar de presente? Se for para você não tem o número, não'. Foram tantas experiências ruins que eu passei a só frequentar lojas grandes, de departamento, onde eu podia pegar as peças por conta própria e levar para casa, nem ia até o provador para não ver os olhares de reprovação das pessoas. Quando chegava em casa, a maioria das peças não me servia e ficava encostada. Agora estou começando a usar muitas delas." O relacionamento entre os obesos e os vendedores de roupas mereceria um capítulo à parte.

Troféu na mão

ADILARA NÃO É um nome fictício. Pedi autorização para citá-lo porque de certa forma é uma referência nas artes marciais no Brasil e um exemplo de vida esportiva. Em agosto de 2009, realizou a cirurgia bariátrica. Deixou para trás a condição de obesa mórbida, com 130 kg e IMC 46, para se tornar, em novembro de 2012, campeã brasileira de kenjutsu* em sua categoria, com muita disciplina e 62 kg a menos.

Emoção

GABI TINHA 22 anos e um rosto alegre que aparentava ser ainda mais jovem. Entrou sorrindo em minha sala. Quando perguntei delicadamente sobre o motivo da consulta, desabou em um choro incontrolável. Não disse uma palavra, apenas chorou por alguns minutos. Pareceu estar cansada de tudo, mas principalmente cansada de carregar o próprio peso. Aquela reação é motivo de brincadeiras até hoje, quando retorna em consulta, porque Gabi tem uma nature-

---

* Kenjutsu: em tradução literal, "técnica da espada". É a arte marcial japonesa clássica do combate com espadas. Pode também ser chamada de *kendo* ou *heihô*/*hyôhô*, entre outras denominações possíveis. Mais informações no Instituto Cultural Niten.

za muito alegre. Um ano após a sua cirurgia, pedi que tentasse explicar com mais detalhes o que sentiu naquele momento. E ela tentou: "Doutor, enquanto aguardava na sala de espera, passou-me pela cabeça todo o *bullying* que sofri na minha vida, algumas vezes da minha própria família. Eu senti medo de que, por algum motivo, você não aceitasse me operar. Minha esperança de mudar minha vida estava nas suas mãos. Mas também senti medo da cirurgia. Operar ou não operar? E de repente a emoção transbordou".

Decisão tomada: como se preparar para a cirurgia?

Capítulo XIII

Decisão tomada: como se preparar para a cirurgia?

MUITAS PESSOAS PERGUNTAM sobre os riscos da cirurgia. A pergunta às vezes é muito clara: "Doutor, eu vou morrer se eu fizer a cirurgia?" Não tenho como dar essa resposta, porque não sei nem se eu estarei vivo amanhã para conversarmos. Mas posso afirmar que o desenvolvimento da cirurgia e da anestesia, bem como os avanços dos equipamentos utilizados, tornou o procedimento extremamente seguro. É claro que você deverá optar por uma equipe experiente e certificada, em um hospital com uma estrutura compatível e habituado à realização do procedimento. A tecnologia envolvida é muito alta e vem aumentando com o uso da robótica. Todo o universo que cerca a cirurgia deve estar muito bem preparado, desde o pessoal da limpeza e higienização até a engenharia clínica, passando por toda a equipe médica e de enfermagem. As estatísticas mostram uma taxa de mortalidade global para o procedimento girando em torno de 0,1 a 0,6%. A estatística mais importante é a que compara a taxa de mortalidade existente entre o grupo de obesos que realizaram a cirurgia e o dos que não realizaram. O número de obesos que morrem no grupo dos que não operaram é muito superior ao do grupo dos que se submeteram à cirurgia, por motivos óbvios.

De qualquer forma, gosto de compartilhar com o paciente a responsabilidade sobre os riscos por meio da preparação à qual ele vai se submeter. O organismo do obeso é repleto de alterações que o tornam mais suscetível a complicações. Uma boa preparação significa dar pequenos e importantes passos no sentido de obter melhorias em todos os órgãos potencialmente comprometidos.

Um exemplo disso é o fígado, que foi bem comentado no Capítulo 6. Você deve estar lembrado de que ganhar peso significa acumular gordura nesse órgão, que vai sofrer e diminuir progressivamente sua capacidade de trabalho.

Durante a preparação para a cirurgia você deve focar em uma boa alimentação, pensando não especificamente em emagrecer (porque isso ocorrerá após a cirurgia), mas sim em melhorar sua saúde como um todo. Na prática, significa ingerir alimentos mais leves e saudáveis para que seu fígado possa descansar e se recuperar. Queremos que ele chegue no dia da cirurgia em sua melhor forma e possa desempenhar bem suas funções. O mesmo vai valer para o pulmão, o coração, os rins...

O tamanho do fígado é um problema à parte. Ele ocupa um espaço bem à frente da porção média e superior do estômago, que é justamente onde realizamos a cirurgia. Em condições normais, conseguimos afastá-lo facilmente com um instrumento adequado. Dependendo do grau de acúmulo de gordura (esteatose), ele se torna muito grande e amolecido, fragmentando-se e sangrando muito, às vezes até impedindo a realização da cirurgia.

O pulmão é outro exemplo que também foi bem analisado no Capítulo 6. Quando aumentamos o peso, a gordura se acumula e passa a competir por espaço com o pulmão. Não bastando isso, a gordura do abdômen também pressiona o tórax de baixo para cima, diminuindo seu espaço. A respiração passa a ser mais curta e mais rápida. Para realizar essa respiração curta, não é necessário utilizar todos os músculos respiratórios, e alguns deles, pelo pouco uso, vão sendo progressivamente deixados de lado e até atrofiam. No momento da cirurgia, você será entubado e um aparelho vai respirar por você, o que é bom e traz muita segurança. Quando ela termina, retiramos o aparelho e seus músculos respiratórios vão ter de reassumir o comando do processo. Quanto mais preservados e preparados eles estiverem, melhor será a resposta. Não fumar, fazer algumas sessões de fisioterapia respiratória para recuperar aqueles músculos que estavam atrofiados e esquecidos, não ganhar peso... Tudo isso melhorará muito a resposta de seu pulmão.

O período de um a dois meses que precede a cirurgia deveria ser o mais valorizado e equilibrado na vida de um obeso. Na prática, costuma ser o de maior indisciplina. Comparo a preparação do paciente à de um jogador de futebol. Se ele treinar corretamente e fizer tudo certinho, vai jogar uma boa partida. Se fizer tudo mais ou menos, provavelmente não vai jogar muito bem. Com o paciente será a mesma coisa. Se fizer tudo certinho e se alimentar corretamente, o resultado da cirurgia provavelmente será muito bom. Se fizer tudo mais ou menos, o resultado até pode ser bom, mas também pode ser... mais ou menos. O paciente deve encarar o dia da cirurgia como a partida mais importante de sua vida, a final do campeonato, e se preparar adequadamente para isso.

Mas alguns pacientes não pensam dessa forma. Consideram que, como dentro de pouco tempo realizarão a cirurgia, podem e devem comer de tudo, fazer despedidas de pizzaria, churrascaria, doces... Comem de forma aleatória no período que deveria ser o ponto máximo de cuidados na preparação. E seu corpo vai chegar no dia da cirurgia da pior forma possível. É um tiro no próprio pé. Outra coisa comum é o paciente engordar propositalmente para atingir o valor numérico de peso determinado pelas operadoras de saúde. O preço a ser pago por esse comportamento pode ser muito alto, incluindo a própria vida. De nada vai adiantar escolher o médico de confiança, o melhor hospital, os melhores equipamentos se você se esquecer de fazer sua parte.

Homenagem

Capítulo XIV

Homenagem

Final da década de 1980 e estou terminando o curso de Medicina em uma faculdade no interior de São Paulo. Minha intenção é voltar à capital e continuar meu aprendizado para me tornar cirurgião. Para isso teria de enfrentar as provas de seleção e concorrer a um pequeno número de vagas disponíveis para residência médica.

Inicio uma pesquisa sobre os locais onde devo me inscrever e fico sabendo por meio de colegas que o Hospital Beneficência Portuguesa de São Paulo possui uma equipe que oferece vagas de estágio para formação de cirurgiões com os mesmos moldes de uma residência médica, então logo pensei em incluí-lo em meu roteiro de provas. Retorno a São Paulo e por acaso encontro dois médicos conhecidos, ambos cirurgiões com bom tempo de formação e experiência. Quando relatei minha intenção de colocar o citado estágio em meu roteiro de provas, os dois se entreolharam de modo um pouco desconfortável e a seguir me deram a seguinte explicação: "Esse estágio é na equipe do dr. Garrido*. Ele é um bom cirurgião, mas é obcecado pela ideia de tratar obesidade mórbida com cirurgia. Se eu fosse você não perderia tempo com esse estágio..."

Recolhi novas opiniões de outras fontes e a informação era sempre a mesma, sendo algumas ainda mais agressivas e irônicas.

Eu era jovem e desprovido de critérios para perceber que aquilo que eu estava ouvindo se tratava de pura igno-

---

* Dr. Arthur Garrido Jr. é livre-docente de Cirurgia do Aparelho Digestivo (FMUSP), presidente honorário e membro titular da Sociedade Brasileira de Cirurgia Bariátrica e Metabólica (SBCBM) e ex-presidente e membro do Conselho Executivo da International Federation for the Surgery of Obesity (IFSO).

rância e preconceito. Caí nessa armadilha e nem sequer me inscrevi naquela prova de seleção.

A vida seguiu para todos e, passada quase uma década, os resultados mostraram que aquela ideia não era coisa de obcecado, e sim de visionário. Iniciou-se um novo ciclo nessa história. Uma enorme romaria de cirurgiões um tanto constrangidos passou a bater na porta da clínica do dr. Garrido pedindo uma oportunidade para aprender a cirurgia de obesidade. A oportunidade foi dada a todos indiscriminadamente, e eu era um desses médicos. Toda uma geração de cirurgiões tem uma dívida de gratidão e respeito para com esses profissionais pioneiros, como o professor Garrido, que é um dos nomes mais importantes no desenvolvimento mundial da cirurgia bariátrica.

Apêndice – Obesidade e atividade física

REALIZAR OU NÃO uma atividade física transformou-se num dilema da sociedade moderna que persegue e incomoda uma grande parcela da população. A norma corrente é: "Fazer exercícios é um imperativo e obrigação de todos. Sua ausência será considerada falta grave relacionada a desleixo e preguiça... e ganho de peso".

Nesse contexto intimidativo, cabem algumas observações. Não há duvidas de que realizar exercícios físicos com certa regularidade apresenta um efeito positivo em nosso corpo. Apenas para citar alguns:

- Melhora a atividade cardíaca e respiratória, permitindo um trabalho mais balanceado e melhor distribuição de oxigênio pelo nosso corpo. O resultado final é a proteção contra doenças cardíacas e circulatórias.
- Protege as articulações por meio do fortalecimento dos músculos e ligamentos que a sustentam, prevenindo lesões e garantindo uma sobrevida com melhor qualidade.
- Favorece o encaminhamento do cálcio para os ossos e sua fixação. Nesse aspecto, é muito importante sabermos que nosso organismo possui ferramentas de regulação e controle muito específicas e o simples fato de estarmos ingerindo cálcio por meio dos alimentos ou em suplementações na forma de fármacos (incluindo a vitamina D) não garante que ele seja encaminhado para a matriz óssea. Existe uma lógica e inteligência que determina um direcionamento maior ou menor dos

elementos nutricionais para os órgãos que efetivamente estão, por uso continuado e eficiente, necessitando daquele substrato. Sendo assim, é correto afirmar que o comprimido de cálcio que você toma, pensando em prevenir ou tratar a osteoporose, só irá ocupar espaço nos ossos, se o sistema esquelético estiver sendo requisitado e devidamente estimulado por meio de uma atividade física regular. Caso contrário, o cálcio será interpretado como desnecessário e será encaminhado para outras funções ou simplesmente eliminado, a maior parte pela própria urina. Ingerir cálcio e não realizar um pouco de alongamento e atividade física (mesmo que leve) é desperdício de tempo e, principalmente, de dinheiro.

Existem ainda muitos outros benefícios que eu poderia apontar em relação à atividade física... Mas infelizmente a perda de peso não é um dos principais. A maioria dos obesos chega ao consultório consumido por sentimento de culpa, remorso e penitência, porque cometeu a transgressão de não ter obtido sucesso no engajamento e nos resultados de perda de peso com atividade física... Sejamos realistas. Quem consegue controlar o peso, baseado em atividade física, é o atleta de alto desempenho, ou seja, o atleta profissional ou orbitando próximo disso. Mesmo assim, ele conseguirá manter esse desempenho por um período de tempo restrito, a maioria por dez ou quinze anos, algumas exceções um pouco mais... Depois voltam a fazer parte da rotina normal da população e ganham peso (alguns de forma vertiginosa). Tenho acompanhado a agonia, quase sempre silenciosa e muito difícil, de inúmeros ex-atletas, em sua luta contra a obesidade explosiva e também contra as sequelas osteoarticulares adquiridas com o alto desempenho que está sempre muito longe de ser saudável.

Apêndice – Obesidade e atividade física

O cidadão comum, como eu e a maior parte da população, tem uma rotina que é possível e viável e estará acertadamente comprometido com valores e obrigações básicas e importantes, como seu trabalho, a necessidade de estudar e se pós-graduar (muitas vezes no período da noite e em finais de semana), trabalhos voluntários, cuidar com carinho e dar primordial atenção à família, seja em períodos de serenidade ou nos momentos difíceis. Para esse individuo, o controle do peso recai grandemente sobre a alimentação. Achar que controlará o peso com atividade física com certeza será frustrante e logo você desistirá... E deixará inclusive de ter todos os benefícios descritos no início deste apêndice. Deposite suas fichas certas na aposta correta. Faça exercícios possíveis em períodos oportunos e foque nos benefícios reais que ele lhe oferece, que serão muitos. Nem sempre a perda de peso estará presente.

Agradecimentos

À medicina, porque é o meu caminho.
Ao jazz, porque capturou minha alma.
A Thelonious Monk, por *Ruby, my dear.*
A Louis Armstrong, pela genialidade e pelo sorriso.
A Charles M. Schulz, por *Peanuts.*

AGRADECIMENTO ESPECIAL
À professora de Língua Portuguesa Marli Aparecida Colombini Bianchin, pela correção ortográfica e gramatical e pela análise crítica do texto.

A Amanda Cadore, pela revisão atenta e comprometida, transformando meu texto em um projeto editorial.

Ao ilustrador Gilson Henrique Schimidt, por converter minhas minutas em desenhos profissionais.

À minha esposa Wong e minha filha Carolina, pelo estímulo e pela paciência.

Aos amigos Marcelo Bianchin e Rogério Mattar, pela união pessoal e profissional ao longo dos anos.

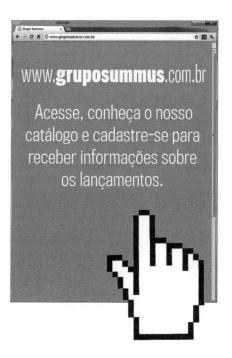

www.gruposummus.com.br

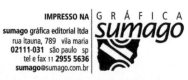

IMPRESSO NA
sumago gráfica editorial ltda
rua itauna, 789   vila maria
02111-031   são paulo   sp
tel e fax 11 **2955 5636**
sumago@sumago.com.br